Kliniktaschenbücher

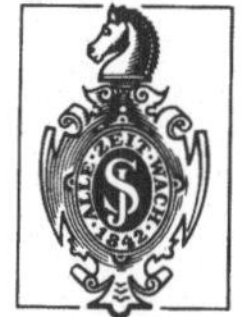

Wolfgang Leydhecker

Manual der Tonographie für die Praxis

Mit 84 Abbildungen

Springer-Verlag
Berlin Heidelberg New York 1977

Professor Dr. Dr. h. c. Wolfgang Leydhecker
Direktor der Universitäts-Augenklinik
Kopfklinikum Würzburg
Joseph-Schneider-Straße 11
8700 Würzburg

ISBN-13:978-3-540-08093-0 e-ISBN-13:978-3-642-66569-1
DOI: 10.1007/978-3-642-66569-1

Library of Congress Cataloging in Publication Data: Leydhecker, Wolfgang. Manual der Tonographie für die Praxis. (Kliniktaschenbücher). Bibliography: p. Includes index. 1. Tonometry. I. Title. RE79.T6L49 617.7'4'0754 76-30452

2121/3140-543210

Inhaltsverzeichnis

1. Einführung

Dieses Manual ist ein Leitfaden für die Praxis, der klar und einfach geschrieben ist. Er ist auch für Leser verständlich, die an den mathematischen Grundlagen der Tonographie nicht interessiert sind. Wenn eine geschickte Sprechstundenhilfe dieses Büchlein gelesen hat, kann sie das Tonographiegerät bedienen.

Die Bewertung eines tonographischen Befundes ist natürlich stets Sache des Facharztes. Eine Tonographiekurve kann nur im Rahmen aller sonstigen Befunde etwas aussagen. Deshalb gehe ich nach Schilderung der Technik auch auf Fehlerquellen, Grundlagen, Modifikationen, Grenzen der Methode und auf die Bewertung tonographischer Kurven ein, wobei diese Abschnitte sich an den Arzt und nicht an seine Mitarbeiterin richten.

Das Prinzip der Tonographie und ihre Anwendung sind einfach. Leider haben die etwas komplizierten theoretischen Grundlagen und die Schwierigkeiten bei der Bedienung der bisher erhältlichen Tonographiegeräte viele Kollegen in der Praxis davon abgehalten, sich dieser nützlichen Methode zu bedienen. Erläuterungen der theoretischen Grundlagen erschienen mir zwar nötig, weil die klinischen Grenzen der Tonographie erst hierdurch verständlich werden. Ich habe diese Kapitel aber erst nach der Schilderung der Praxis und der klinischen Anwendung gebracht, da die theoretischen Grundlagen im Anfang eines Buches abschreckend wirken können und man sie viel interessierter lesen wird, wenn man schon tonographiert hat. Modifikationen der Tonographieverfahren sind kurz erwähnt. Das Schrifttum bis 1972 ist in der zweiten Auflage meines Handbuches besprochen (Glaukom, Springer-Verlag Berlin/Heidelberg/New York. 1973), wichtige ältere und einige neuere Arbeiten sind im Schrifttumsverzeichnis dieses Manuals angeführt.

2. Das Prinzip der Tonographie

2.1. Der Abflußwiderstand im Kammerwinkel

Im Auge bildet der Ziliarkörper (Abb. 1) dauernd eine wasserklare Flüssigkeit, die zwischen Regenbogenhaut und Linse in die Vorderkammer fließt und im Kammerwinkel das Auge verläßt. Die Abflußmenge ist etwa 2 mm^3/sec.

Glaukom entsteht nach heutiger Ansicht fast stets durch eine Steigerung des Abflußwiderstandes im Kammerwinkel. Wir sprechen

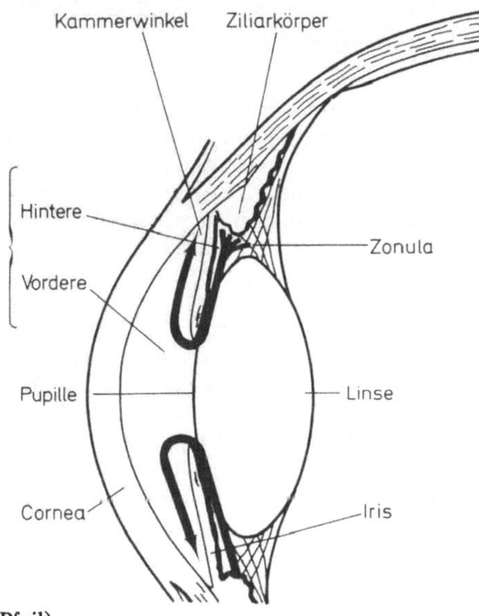

Abb. 1. Weg des Kammerwassers. Schematischer Schnitt durch den vorderen Teil des Auges. Links die Hornhaut (Cornea). Dahinter zwischen Hornhaut und Linse die vordere Kammer. Die hintere Kammer ist der schmale Raum zwischen Regenbogenhaut (Iris), Linse, Linsenaufhängeband (Zonula) und Ziliarkörper. Das Kammerwasser wird von der Deckschicht des Ziliarkörpers gebildet, fließt in die hintere Kammer und von dort zwischen Regenbogenhaut und Linse durch die Pupille hindurch in die vordere Augenkammer. Es verläßt die vordere Augenkammer im Kammerwinkel (Pfeil)

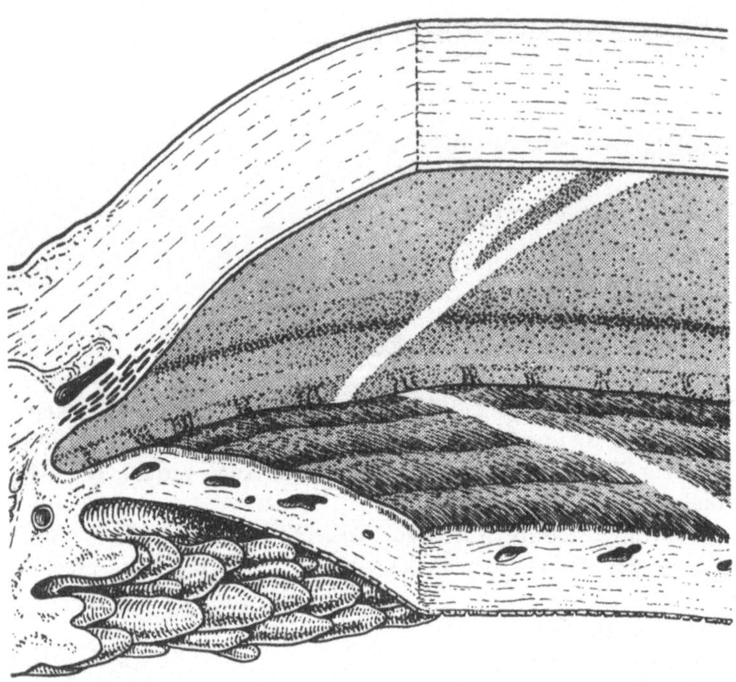

Abb. 2. Blick von der Vorderkammer in den Kammerwinkel. Auf der Hornhautinnenfläche erkennt man das helle Lichtbüschel der Spaltlampe. Es vereinigt sich mit den unschärferen und breiteren Lichtbüschel von der Vorderfläche der Hornhaut im Beginn des Kammerwinkels, der nicht mehr wesentlich transparent ist. Stärker pigmentiert ist die Gegend des Schlemmschen Kanals, dessen Schnitt links im Bild erkennbar ist. Schematisiert dargestellt sind kleine Blutgefäße, in die das Kammerwasser aus dem Schlemmschen Kanal abfließt (links im Schnitt). Die Regenbogenhaut ist durchschnitten dargestellt. Auf ihr ist wieder das helle Lichtbüschel der Spaltlampe erkennbar. Unten im Bild die Zotten des Ziliarkörpers, die das Kammerwasser absondern. Die Linse ist in der Zeichnung nicht dargestellt. Zwischen dem Durchschnitt des Schlemmschen Kanals links im Bild und der Vorderkammer erkennt man grob schematisiert die durchschnittenen Trabekel. Der Kammerwinkel ist weit, d. h. eine Verlegung des Kammerwinkels bei Erweiterung der Iris kommt nicht vor

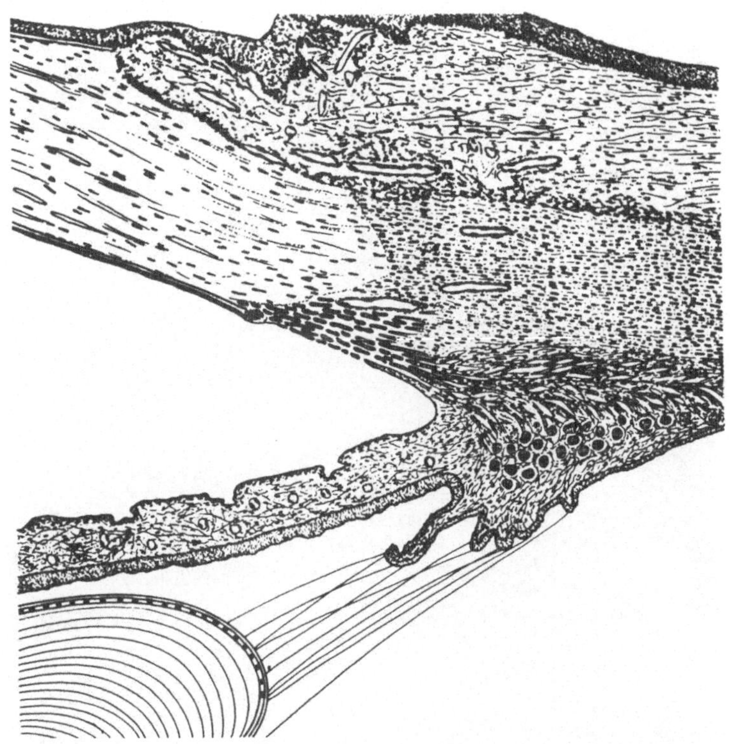

Abb. 3. Vorderabschnitt des menschlichen Auges mit Kammerwinkel (Mitte des Bildes) im histologischen Schnitt, leicht schematisiert. Links oben im Bild die Hornhaut. In der Mitte des Bildes der Kammerwinkel mit dem Querschnitt des Trabekelwerkes. Die Lücken im Gewebe darüber sind teils der Schlemmsche Kanal, teils Blutgefäße, in die das Kammerwasser abfließt. Ganz links unten die Linse, nur teilweise dargestellt, mit ihrem Aufhängeband, das am Ziliarkörper rechts unten ansetzt. Zwischen Linse und Vorderkammer ist die Regenbogenhaut (Iris). Oberhalb der Regenbogenhaut: Vorderkammer mit Kammerwinkel. Unterhalb der Regenbogenhaut: Hintere Kammer

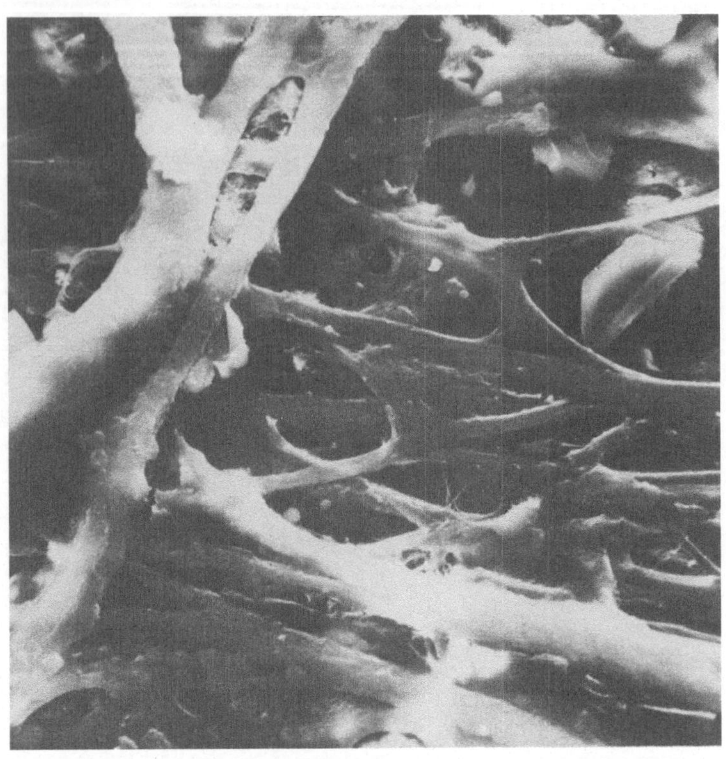

Abb. 4. Rasterelektronenmikroskopisches Bild des Trabekelwerkes eines gesunden Auges. (aus LEYDHECKER: Grundriß der Augenheilkunde, 19. Aufl., Springer-Verl.) Das Bild zeigt die größeren und kleineren Lücken des schwamm-ähnlichen Organs, durch die das Kammerwasser von der Vorderkammer in den Schlemmschen Kanal abfließt. Vergrößerung 1800-fach

hier nicht von dem akuten Glaukom, bei dem der Kammerwinkel sich plötzlich völlig verlegt und der Abfluß auf Null sinkt, sondern von Glaucoma simplex mit offenem Kammerwinkel (Abb. 2), bei dem die Abflußbehinderung über Jahre hin allmählich zunimmt.

Im Kammerwinkel trennt ein schwammähnliches Gewebe, das Trabekelwerk (Abb. 3 und 4), die Vorderkammer von dem Schlemmschen Kanal. Soll Kammerwasser aus der Vorderkammer in den

Schlemmschen Kanal abfließen, so muß es also durch diesen „Schwamm" und seine engen Poren treten. Die Durchlässigkeit des Trabekelwerks wird bei manchen Menschen aus noch unbekannten Gründen allmählich ungenügend. Dies ist besonders im Alter jenseits des 40. Lebensjahres häufiger der Fall als in der Jugend. Der Abflußwiderstand wächst dann. Da die Produktion von Kammerwasser unverändert weitergeht, wird das Kammerwasser gestaut. Die Augenhüllen des Erwachsenen können nicht nachgeben, der Augeninnendruck (i. o. Druck) steigt also an. Nur bei einer besonderen Form, dem Glaukom bei Kindern, sind die Augenhüllen erheblich dehnbar, das Auge vergrößert sich also infolge der i. o. Drucksteigerung. Diese Glaukomform, Hydrophthalmie, wird hier aber nicht weiter besprochen, ebensowenig wie der plötzliche Kammerwinkelverschluß, der oben erwähnt wurde. **Die Tonographie hilft in erster Linie bei der Diagnose und Behandlung der häufigsten Glaukomform, des Glaucoma simplex.**

2.2. Tonographie

Bei der Tono*metrie* mißt man bekanntlich den Druck, der momentan im Auge herrscht. Bei der Tono*graphie* mißt man den Abflußwiderstand, also die Ursache der Drucksteigerung. Je höher der Abflußwiderstand, desto höher ist der Druck. Man schreibt mit dem Tonographiegerät in Kurvenform das Absinken des Augeninnendruckes auf, das eintritt, wenn das Auge mit einem Gewicht belastet wird. Der Meßkopf des Tonometers wiegt 16,5 g (Abb. 5). Unter dieser leichten Belastung wird Kammerwasser beschleunigt durch das Trabekelwerk gepreßt. Bei einem gesunden Auge mit geringem Abflußwiderstand fließt es schnell ab, der i. o. Druck sinkt also erheblich. Bei einem glaukomkranken Auge mit erhöhtem Abflußwiderstand fließt das Kammerwasser bei gleicher Druckbelastung langsamer ab, der i. o. Druck sinkt also in der gleichen Zeitspanne weniger als bei Gesunden (Abb. 6). Das ist schon der ganze Kern der Tonographie und zeigt ihre **klinische Bedeutung, nämlich glaukomkranke Augen von gesunden Augen zu unterscheiden, also zur Frühdiagnose des Glaucoma simplex beizutragen.**

Das entscheidende Kennzeichen glaukomkranker Augen, bei Kom-

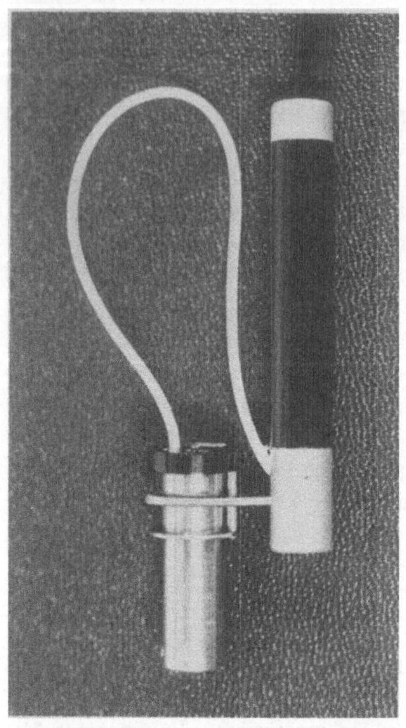

Abb. 5. Meßkopf des elektronischen Tonometers (links) mit Handgriff (rechts). Der links im Bild dargestellte Teil des Instrumentes soll senkrecht, zentral und frei auf der Hornhaut des Auges stehen. Er wiegt 16,5 g. Mit dem schwarzen Handgriff rechts im Bild ist er durch einen Gleitring verbunden, der bei der Tonographie in der Mitte zwischen dem oberen und unteren Anschlag, wie hier im Bild dargestellt, stehen soll und nur dazu dient, den Meßkopf ohne Druck oder Zug in seiner senkrechten Lage zu halten und am Umfallen oder Abgleiten zu verhindern. Der Meßkopf ist durch ein weißes Kabel mit dem Handgriff verbunden. Im Meßkopf befindet sich eine Bohrung. In dieser ist ein Senkstift eingelassen, der die Hornhaut umso tiefer eindellt, je weicher das Auge ist. Die Bewegung dieses Senkstiftes wird elektronisch registriert und über das Kabel zum Handgriff und von diesem zum Tonographiegerät geleitet

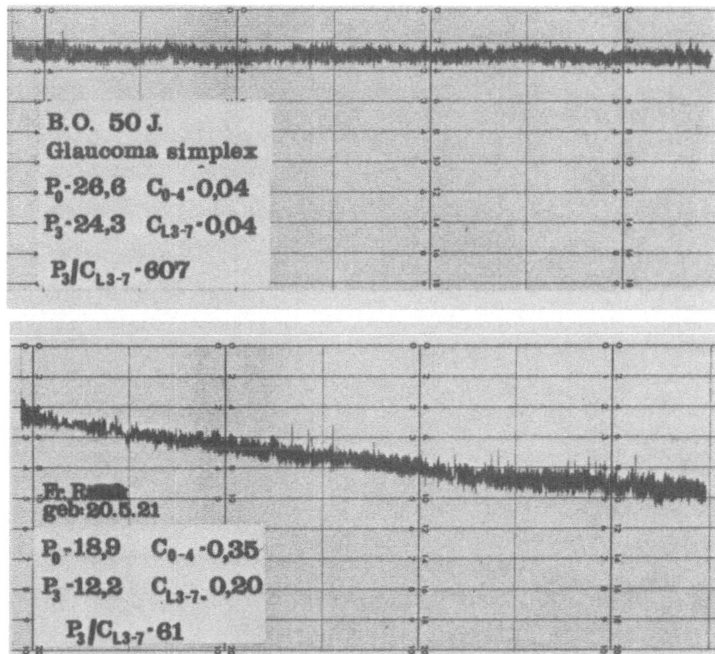

Abb. 6. Druckabsinken bei Glaukom (obere Kurve) und bei einem gesunden Auge (untere Kurve) bei Belastung der Hornhaut mit dem 16,5 g wiegenden Meßkopf des Tonometers in 7 min

pression von einigen Minuten Dauer eine geringere Druckabnahme zu zeigen als gesunde Augen, kannte man schon viele Jahrzehnte. Erst GRANT brachte 1950 die Druckzunahme, die durch die Kompression entsteht, und das Absinken des Druckes durch das beschleunigte Auspressen von Kammerwasser in eine Formel (Kap. 16), die es ermöglicht, eine Maßzahl für den Widerstand gegen den Kammerwasserabfluß anzugeben. Überdies zeichnete er das Absinken des Druckes mit einem Kurvenschreiber, der mit einem elektronischen Tonometer verbunden ist, als Kurve auf. Damit war der bisher nicht genau definierte Kompressionstest zur Tonographie veredelt.

3. Die Abflußleichtigkeit C

Im Deutschen spricht man vom Widerstand der Trabekel gegen den Kammerwasserabfluß. Dem englischen Sprachgefühl lag der reziproke Begriff, nämlich die Abflußleichtigkeit, näher, für die GRANT das Symbol C wählte. In diesem Manual werden beide Begriffe abwechselnd gebraucht, wie es sich sprachlich eingebürgert hat, also großer Widerstand (bei Glaukom) = kleine Abflußleichtigkeit C, hoher Wert der Abflußleichtigkeit C (bei Gesunden) = geringer Widerstand.

Die Werte für C kann man nach einer Formel berechnen (Kap. 16) oder einfach aus Tabellen entnehmen, die für eine Tonographiedauer von 4 min berechnet sind (Tabelle 1). Hierzu braucht man nur den Zeigerausschlag des Tonometers zu Beginn und am Ende der Tonographie zu kennen.

Beispiel: Zu Beginn der Tonographie mit dem 5,5 g-Gewicht zeigt das Tonometer 4,0 Skalenteile, nach 4 min 6,5 Skalenteile. Die Änderung des i. o. Druckes in Skalenteilen ist also 2,5 Skalenteile. Suchen Sie in Tabelle 1 in der ersten Spalte „Anfangswert Skalenteile“ 4,0, gehen Sie in dieser Zeile nach rechts bis in die Spalte „Änderung des i. o. Druckes während der Tonographie in Skalenteilen“ 2,5. Hier finden Sie: ,24. Dies bedeutet C = 0,24, da die Null in der Tabelle durchwegs fortgelassen ist. Die Abflußleichtigkeit C = 0,24 ist ein normaler Wert (Tabelle 3).

Man könnte stattdessen den reziproken Wert von C, also den Widerstand R schreiben: $R = \frac{1}{0{,}24}$, was ungefähr 4 ergibt. Diese Schreibweise ist aber unüblich. Man kann den Befund sprachlich

Tabelle 1. C-Werte bei der Tonographie mit dem 5,5 g-Gewicht. Das Gesamtgewicht des Tonometers ist 16,5 g. Das Gewicht 5,5 g ist keine zusätzliche Belastung, sondern dient als Schraube am mechanischen Schiötz-Tonometer zur Befestigung des Senkstiftes. Bei der Elektrotonographie bedeutet dies: Tonographie ohne ein zusätzliches Gewicht. Zusatzgewichte (7,5 g oder 10 g) sind dem Gerät beigegeben, aber praktisch fast nie nötig (Abb. 25). Die Null vor dem Komma ist in der Tabelle stets fortgelassen: ,24 bedeutet also C = 0,24

Anfangswert Skalenteile	Änderung des i. o. Druckes während der Tonographie (4 min) in Skalenteilen																		
	0,50	0,75	1,00	1,25	1,50	1,75	2,00	2,25	2,50	2,75	3,00	3,25	3,50	3,75	4,00	4,25	4,50	4,75	5,00
0,50	,06	,10	,14	,19	,24	,32	,39	,50	,61	,78	,94								
0,75	,06	,09	,13	,17	,22	,29	,35	,44	,53	,66	,78								
1,00	,05	,08	,12	,16	,21	,26	,32	,40	,47	,57	,66	,80	,94						
1,25	,05	,08	,12	,15	,19	,24	,29	,36	,42	,51	,59	,70	,81						
1,50	,05	,08	,11	,14	,18	,23	,27	,32	,38	,46	,53	,62	,71	,83	,94				
1,75	,05	,08	,11	,14	,17	,21	,25	,30	,35	,42	,48	,56	,64	,74	,83				
2,00	,05	,07	,10	,13	,16	,20	,24	,29	,33	,38	,44	,51	,58	,66	,74	,84	,93		
2,25	,05	,07	,10	,13	,16	,19	,23	,27	,31	,36	,41	,47	,53	,61	,68	,76	,84		
2,50	,04	,06	,09	,12	,15	,18	,22	,26	,30	,34	,39	,44	,49	,56	,62	,69	,76	,84	,92
2,75	,04	,06	,09	,12	,15	,18	,21	,25	,28	,32	,37	,42	,46	,52	,58	,64	,70	,77	,84
3,00	,04	,06	,09	,11	,14	,17	,20	,23	,27	,31	,35	,40	,44	,49	,54	,60	,65	,72	,78
3,25	,04	,06	,09	,11	,14	,17	,20	,23	,26	,30	,33	,38	,42	,47	,51	,57	,62	,68	,74
3,50	,04	,06	,08	,11	,13	,16	,19	,22	,25	,29	,32	,36	,40	,44	,49	,54	,59	,65	,70
3,75	,04	,06	,08	,11	,13	,16	,19	,22	,25	,28	,31	,35	,38	,43	,47	,52	,56	,61	,66
4,00	,04	,06	,08	,11	,13	,15	,18	,21	,24	,27	,30	,34	,37	,41	,45	,50	,54	,59	,63
4,25	,04	,06	,08	,11	,13	,15	,18	,21	,24	,27	,30	,33	,36	,39	,43	,48	,52	,56	,60
4,50	,04	,06	,08	,10	,12	,15	,17	,20	,23	,26	,29	,32	,35	,38	,42	,46	,50	,54	,58

4,75	,04	,06	,08	,10	,12	,15	,17	,20	,23	,25	,28	,31	,34	,37	,41	,44	,48	,52	,56
5,00	,04	,06	,08	,10	,12	,15	,17	,19	,22	,24	,27	,30	,33	,37	,40	,43	,47	,51	,54
5,25	,04	,06	,08	,10	,12	,15	,17	,19	,22	,24	,27	,30	,33	,36	,39	,43	,46	,50	,53
5,50	,04	,06	,08	,10	,12	,14	,16	,18	,21	,23	,26	,29	,32	,35	,38	,42	,45	,49	,52
5,75	,04	,06	,08	,10	,12	,14	,16	,18	,21	,23	,26	,29	,32	,35	,38	,41	,44	,47	,50
6,00	,03	,05	,07	,09	,11	,13	,15	,18	,20	,22	,25	,28	,31	,34	,37	,40	,43	,46	,49
6,25	,03	,05	,07	,09	,11	,13	,15	,18	,20	,22	,25	,28	,31	,34	,37	,40	,43	,46	,49
6,50	,03	,05	,07	,09	,11	,13	,15	,18	,20	,22	,25	,27	,30	,33	,36	,39	,42	,45	,48
6,75	,03	,05	,07	,09	,11	,13	,15	,18	,20	,22	,24	,27	,30	,33	,36	,39	,41	,44	,47
7,00	,03	,05	,07	,09	,11	,13	,15	,18	,20	,22	,24	,26	,29	,32	,35	,38	,40	,43	,46
7,50	,03	,05	,07	,09	,11	,13	,15	,17	,19	,22	,24	,26	,29	,32	,34	,37	,39	,42	,45
8,00	,03	,05	,07	,09	,11	,13	,15	,17	,19	,22	,24	,26	,29	,31	,34	,37	,39	,42	,45
8,50	,03	,05	,07	,09	,11	,13	,15	,17	,19	,21	,23	,26	,28	,31	,33	,36	,39		
9,00	,03	,05	,07	,09	,11	,13	,15	,17	,19	,21	,23	,26	,28	,31	,33				
9,50	,03	,05	,07	,09	,11	,13	,15	,17	,19	,21	,23	,26	,28						
10,00	,03	,05	,07	,09	,11	,13	,15	,17	,19	,21	,23								
11,00	,03	,05	,07	,09	,11	,13	,15												

korrekt ausdrücken, indem man sagt, die Abflußleichtigkeit sei normal oder der Widerstand sei normal. Den im deutschen Schrifttum manchmal anglisierend gebrauchten Begriff „Fazilität“ finde ich abscheulich und benutze ihn nicht.

Die Zahl für C (normaler Mittelwert etwa 0,24) soll nach GRANT angeben, wieviel mm^3 Kammerwasser pro Minute pro mmHg Druckzunahme abfließen (Kap. 15 und 16).

4. Der Tonographietest nach Leydhecker

Mein Tonographietest ist eine Fortentwicklung des Originalverfahrens, aber grundsätzlich nichts anderes als die Tonographie nach GRANT. Er wurde entwickelt, weil man mit meinem Test Gesunde und Glaukomkranke viel besser trennen kann als mit der Originalmethode (Abb. 7). Ich habe ihn „Test" genannt, weil er ähnlich wie andere Belastungsproben ein frühdiagnostisches Trennverfahren ist, nicht jedoch eine physiologische Meßmethode der Größe Abflußwiderstand (Kap. 15).
Ich schreibe das C dimensionslos, weil diese Zahl nicht die Menge des ausgepreßten Kammerwasser wirklich angibt, wie bei der Originalmethode fälschlich vermutet wurde (Kap. 15), sondern weil es eine klinisch nützliche Zahl ohne *physiologische* Bedeutung ist, die nur zur Unterscheidung von Gesunden und Glaukomkranken dienen kann. Die Zahl C steht zwar zweifelsohne in einer engen Beziehung der Abflußleichtigkeit, dem reziproken Wert des Abflußwiderstandes, aber sie ist nicht die Abflußleichtigkeit, weil in die Ermittlung des Wertes C andere, nicht genau berechenbare Faktoren miteingehen (Kap. 15).

Die Unterschiede zur Originalmethode sind:
1.) Man bewertet nicht nur das der Tabelle entnommene C, sondern bildet auch den Quotienten Druck: Abflußleichtigkeit, also $P_0 : C$. P_0 (sprich: P Null) ist das international übliche Symbol für den Augeninnendruck.
2.) Der Tonographietest dauert 7 min statt nur 4 min der Originalmethode. Von der 4 min-Kurve wertet man die ersten 4 min aus, wie in Kapitel 3 beschrieben wurde, und außerdem die letzten 4 min gesondert. Um die Symbole hierfür von denen der ersten 4 min un-

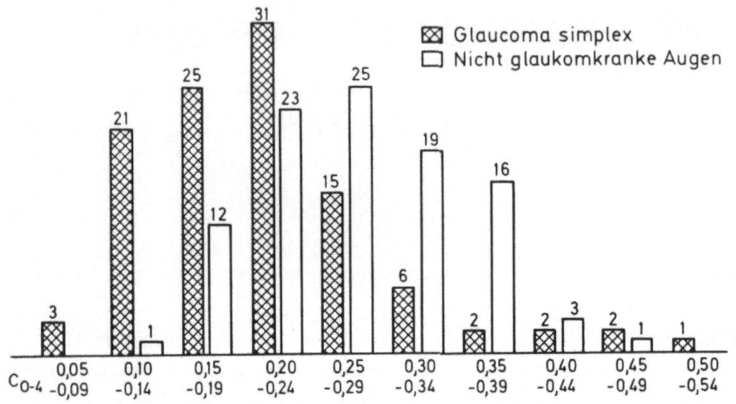

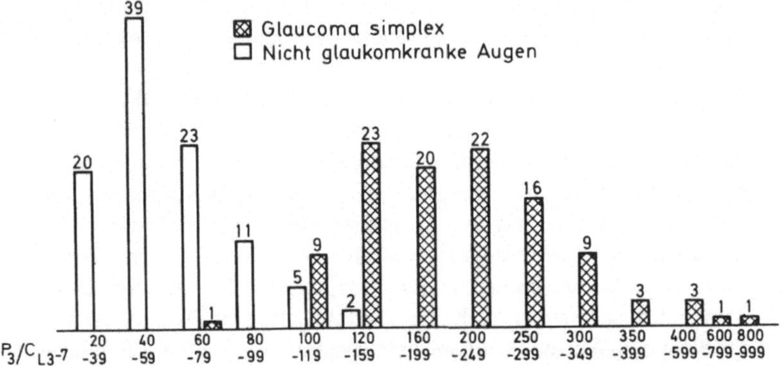

Abb. 7. In der oberen Abbildung ist die schlechte Trennung dargestellt, die man mit Hilfe der Grantschen Tonographie ($C_{0\text{-}4}$) zwischen Gesunden und Glaukomkranken findet. Die glaukomkranken Augen (dunkle Säulen) und die gesunden Augen (helle Säulen) überschneiden sich weitgehend. Bei nicht erhöhtem Ausgangsdruck findet man deshalb nur bis zu 15% pathologische Ergebnisse mit der Tonographie von GRANT.
In der unteren Abbildung ist die bessere Trennung dargestellt, die man bei den selben Augen mit dem Tonographietest nach LEYDHECKER findet. Die hellen Säulen (gesunde Augen) sind von den dunklen Säulen (glaukomkranke Augen) gut getrennt. Mit Hilfe des Tonographietests nach LEYDHECKER, von dem hier nur der Quotient $P_3/C_{L3\text{-}7}$ ausgewertet wurde, kann man über 60% der Augen mit beginnendem Glaukom als krank erkennen: Größere Zuverlässigkeit des Tests

terscheiden zu können, habe ich die Abflußleichtigkeit nach GRANT für die ersten 4 min C_{0-4} genannt, den C-Wert der letzten 4 min dagegen C_{L3-7}, wobei L für meinen Namen steht und 3–7 den Teil der Kurve angibt, auf den sich dieses C bezieht. Für den Quotienten Druck: Abflußleichtigkeit für diesen Kurvenabschnitt nimmt man nicht den Druck zu Beginn der Tonographiekurve (P_0), sondern den Druck nach 3 min (P_3). Man betrachtet also bei der Bewertung der letzten 4 min der Kurve die ersten 3 min als weggefallen.

Beispiel: Das Tonometer zeigt zu Beginn der Tonographie mit dem 5,5 g-Gewicht einen Zeigerausschlag von 3,5. Nach 3 min sei in unserem Beispiel durch Absinken des Druckes der Zeigerausschlag 5,0, nach 4min 5,25, nach 7 min 6,0. Auswertung der ersten 4 min: Der Druck sank von Zeigerausschlag 3,5 auf 5,25. Die „Änderung des intraokularen Druckes in Skalenteilen" ist also 1,75 Skalenteile. Man sucht in Tabelle 1 in der ersten Spalte den „Anfangswert in Skalenteilen" 3,5 und geht in dieser Zeile nach rechts bis in die Spalte mit der Überschrift „Änderung des i. o. Druckes in Skalentei-

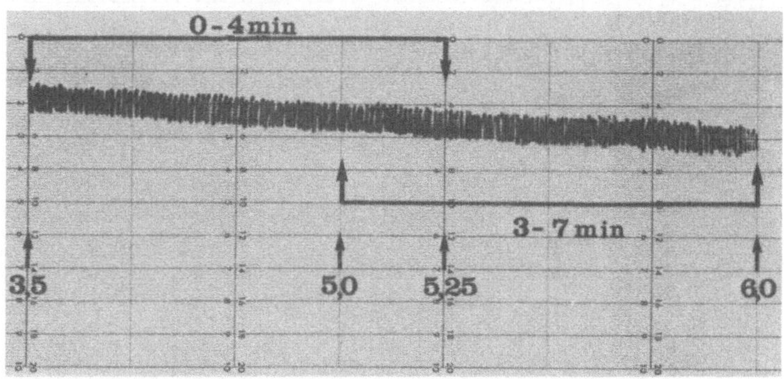

Abb. 8. Schematisierte Tonographiekurve. Die Pfeile zeigen die beiden Kurvenabschnitte an, die man auswertet: Von Beginn bis zum Ende der 4. Minute sowie von der 3. bis zum Ende der 7. Minute. Die Werte mit der Grantschen Tonographie (C_{0-4}) sind normal, die Werte der 3. bis 7. Minute des Leydheckerschen Tonographietests sind pathologisch (siehe Text). Die Zeigerausschläge sind auf der Kurve aufgeschrieben. Es gilt jeweils die obere Meßskala von 0–20, nicht die jeweils untere Meßskala von 0–10, die für andere Zwecke auf der Papierrolle aufgedruckt ist. Der Zeigerausschlag nach 3 min ist also 5,0 und nicht 2,5. Der Zeigerausschlag nach 7 min ist 6,0 und nicht 3,0

Tabelle 2. Ungekürzte Werte für P_o (Kalibrierung 1955). P_o ist der i. o. Druck, der sich aus Skalenteil und Gewicht des Schiötz-Tonometers ergibt. Gewöhnlich verwendet man die gekürzten Werte, z. B. Skalenteil 4,5 Gewicht 5,5 g = 4,5/5,5 = 19 mmHg. Die ungekürzten Werte sind nur für die Division P_o/C zu verwenden, die man am einfachsten mit einem Taschenrechner ausführt. Hierbei verwendet man also aus der Tabelle 2 für P_o 4,5/5,5 = 18,86 mmHg. Gekürzte wie ungekürzte Werte sind bei der ursprünglichen Kalibrierung rechnerisch ermittelte Durchschnittswerte. Eine wirkliche Druckmessung ist am lebenden Auge nie bis auf Dezimalen möglich

Skalen-teile	P_0 (Kalibrierung 1955) 5,5 g	7,5 g	10 g	Skalen-teile	P_0 (Kalibrierung 1955) 5,5 g	7,5 g	10 g
0,00	41,38	59,14	81,65	7,00	12,23	18,52	27,16
0,25	39,58	56,68	78,38	7,25	11,72	17,77	26,11
0,50	37,78	54,21	75,11	7,50	11,20	17,01	25,06
0,75	36,15	51,99	72,19	7,75	10,72	16,31	24,08
1,00	34,52	49,76	69,27	8,00	10,24	15,61	23,09
1,25	33,07	47,76	66,62	8,25	9,80	14,96	22,18
1,50	31,61	45,76	63,96	8,50	9,36	14,31	21,26
1,75	30,29	43,94	61,53	8,75	8,95	13,71	20,39
2,00	28,97	42,12	59,10	9,00	8,54	13,10	19,51
2,25	27,77	40,46	56,88	9,25	8,17	12,54	18,74
2,50	26,56	38,80	54,66	9,50	7,79	11,97	17,96
2,75	25,45	37,28	52,64	9,75	7,45	11,46	17,22
3,00	24,34	35,76	50,62	10,00	7,10	10,94	16,48
3,25	23,36	34,37	48,74	10,25	6,78	10,46	15,79
3,50	22,38	32,97	46,86	10,50	6,46	9,98	15,10
3,75	21,47	31,68	45,12	10,75	6,17	9,54	14,46

4,00	20,55	30,39	43,38	11,00	5,87	9,09	13,81
4,25	19,71	29,20	41,78	11,25	5,61	8,69	13,22
4,50	18,86	28,01	40,18	11,50	5,34	8,28	12,62
4,75	18,08	26,91	38,69	11,75	5,10	7,90	12,06
5,00	17,30	25,81	37,19	12,00	4,85	7,51	11,50
5,25	16,59	24,80	35,80	12,25	4,62	7,17	10,99
5,50	15,88	23,78	34,40	12,50	4,39	6,82	10,48
5,75	15,23	22,84	33,11	12,75	4,18	6,50	10,01
6,00	14,57	21,89	31,82	13,00	3,96	6,18	9,53
6,25	13,96	20,97	30,61				
6,50	13,35	20,05	29,40				
6,75	12,79	19,29	28,28				

len" 1,75. Hier findet man die Zahl ,16. Es wurde bereits darauf hingewiesen, daß die 0 in dieser Tabelle jeweils weggelassen ist, daß diese Zahl also bedeutet: C in den ersten 4 min = 0,16. Dies ist das ursprünglich von GRANT angegebene C, in meiner Schreibweise $C_{0-4} = 0{,}16$.

Für die letzten 4 min gehen wir ebenso vor. Am Ende der 3. min, also zu Beginn der letzten 4 min, war $P_3 = 5{,}0$ Skalenteile. Nach weiteren 4 min (P_7): 6,0 Skalenteile. Die „Änderung des i. o. Druk-kes in Skalenteilen" beträgt somit 1,0 Skalenteile (Abb. 8). Wir suchen in der Tabelle 1 in der ersten Spalte den „Anfangswert Skalenteile" 5,0, d. h. P_3 wird nun als Anfangswert betrachtet und *die restlichen 4 min der Tonographiekurve werden so behandelt, als begänne die Tonographie erst mit P_3*. Gehen wir in dieser Zeile nach rechts bis in die Spalte 1,0 („Änderung des i. o. Druckes in Skalenteilen": von 5,0 auf 6,0 = 1,0), so finden wir für $C_{L3-7} = 0{,}08$.

Wir haben dann noch die Quotienten $P_0 : C_{0-4}$ und $P_3 : C_{L3-7}$ zu berechnen. Die Werte für P_0 und P_3 entnehmen wir der ungekürzten Kalibrierungstabelle (Tabelle 2), wo wir für den Zeigerausschlag 3,5 bei Gewicht 5,5 g* $P_0 = 22{,}38$ mmHg finden, für 5,0/5,5 g (P_3) 17,3 mmHg. Die Division ergibt

$$\frac{P_0}{C_{0-4}} = \frac{22{,}38}{0{,}16} = 139,$$

$$\frac{P_3}{C_{L3-7}} = \frac{17{,}3}{0{,}08} = 216$$

Man kann diese Division leicht mit den üblichen elektronischen Taschenrechnern oder mit dem Rechenschieber ausführen.

Wie Tabelle 3 mit den Grenzwerten zeigt, sind C_{0-4} normal, P_0/C_{0-4} verdächtig, C_{L3-7} verdächtig und P_3/C_{L3-7} pathologisch.

Wir sprechen von einem pathologischen Resultat des Tonographietests, wenn einer der 4 Werte pathologisch ist. In den ersten 4 min ist C bei beginnendem Glaukom oft normal, die Trennung von Gesunden und Glaukomkranken ist also schlecht und die Grantsche Tonographie für die Früherkennung unzuverlässig. In den letzten

* Man schreibt immer den Zeigerausschlag (hier: 3,5) in den Zähler, das benutzte Gewicht (hier: 5,5 g) in den Nenner, also 3,5/5,5 g

Tabelle 3. *Grenzwerte*

Teil der Kurve (min)	wahrscheinlich pathologisch		sicher pathologisch	
	C weniger als	P/C größer als	C weniger als	P/C größer als
0–4	0,13	114	0,09	160
3–7	0,08	142	0,06	213

Die Grenzwerte für die Tonographie nach GRANT und den Tonographietest nach LEYDHECKER beruhen auf eigenen Untersuchungen von Gesunden. [Docum. Ophtal. **25**, 100–112 (1968)]

4 min dagegen findet man viel häufiger bei beginnendem Glaukom ein pathologisches Ergebnis, besonders mit dem Quotienten P_3/C_{L3-7}, die Trennung ist also besser, der Test empfindlicher als die Originalmethode.

Bei 117 Augen mit beginnendem Glaucoma simplex und einem i. o. Druck zur Zeit des Tests bis zu 24 mmHg fand ich mit der Tonographie nach GRANT 85% fälschlich normale Ergebnisse. Nur 12% dieser Augen hatten verdächtige Werte für C_{0-4} und nur 3% sicher pathologische Werte. Die Trennung von Gesunden und Glaukomkranken ist also schlecht, beide Gruppen überschneiden sich. Nur 15% hätte man mit der Originalmethode als krank erkannt. Mit meinem Test waren dagegen 63% dieser Augen als krank erkennbar, P_3/C_{L3-7} war bei 35% wahrscheinlich pathologisch und bei 28% sicher pathologisch. Dies zeigt also, daß der Test wesentlich besser als die Orignalmethode Gesunde von Kranken trennt, daß aber ein normales Ergebnis des Tonographietests Glaukom nicht ausschließt. Anders ausgedrückt: Bei Glaukom mit nicht sicher pathologischem Ausgangsdruck bis 24 mmHg, von dem man also allein mit Hilfe der Tonometrie nicht sicher sein kann, ob er normal oder bereits erhöht ist, „fischt" man nur 15% der kranken Augen mit der Methode von GRANT, mit meiner Methode dagegen 63%, wenn man nur den Wert P_3/C_{L3-7} nimmt. Berücksichtigt man auch die anderen 3 Werte (C_{0-4}, P_0/C_{0-4} und C_{L3-7}), so steigt die Zuverlässigkeit um weitere 10%.

Die statistische Sicherung aller Grenzwerte ist von mir 1968 beschrieben, ich gehe hier darauf nicht näher ein. Der Ausdruck „wahrscheinlich pathologisch" bezeichnet das Überschreiten der 2σ-Grenze und bedeutet, daß nur 2,5% der Augen mit diesem Ausfall des Tests kein Glaukom haben. Der Ausdruck „sicher pathologisch" bedeutet: Dieses Ergebnis kommt nur bei 0,13% der gesunden Augen (oder 1 von 741 Augen) vor.

Der Test dauert 7 min, weil ich bei Hunderten von Tonographiekurven fand, daß das Absinken des i. o. Druckes in den ersten 1–3 min zahlreiche Varianten zeigt, während nach der dritten Minute alle Kurven linear verliefen. Ich vermute, daß in den ersten 3 min individuell verschieden stark die in Kapitel 15 geschilderten Reaktionen ablaufen, die den Wert C unerwünscht beeinflussen und vom Abflußwiderstand unabhängig sind. Nach den ersten 3 min tritt dann wieder ein Gleichgewicht ein, so daß die weitere Kurve (3.–7. min) sich stark vorwiegend auf den Abflußwiderstand bezieht.

Die tonographischen Befunde eines Auges schwanken bei Wiederholung um etwa ± 20%. Man sollte deshalb möglichst einen zweiten Test zur gleichen Tageszeit nach einigen Tagen vornehmen.

5. Handhabung des Schiötz-Tonographen,

Berkeley Modell 720 DW der Firma Grünenthal

Nach dem Öffnen des Gerätes und einstöpseln in die Steckdose (Abb. 9)

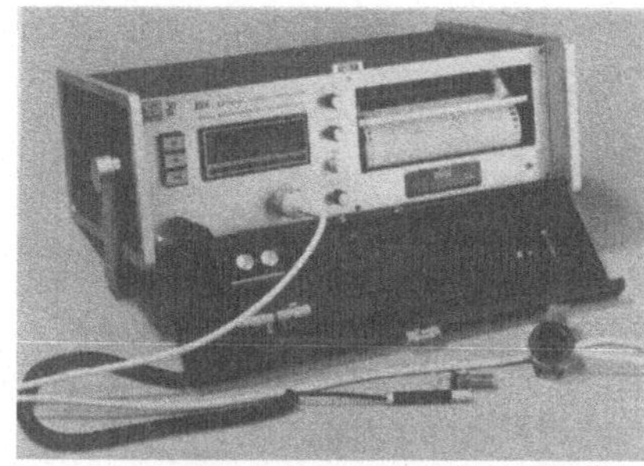

Abb. 9

schaltet man den obersten Knopf von „off“ nach rechts auf „on“. Damit ist das Gerät eingeschaltet und nach 10 min Vorwärmzeit gebrauchsfertig (Abb. 10).

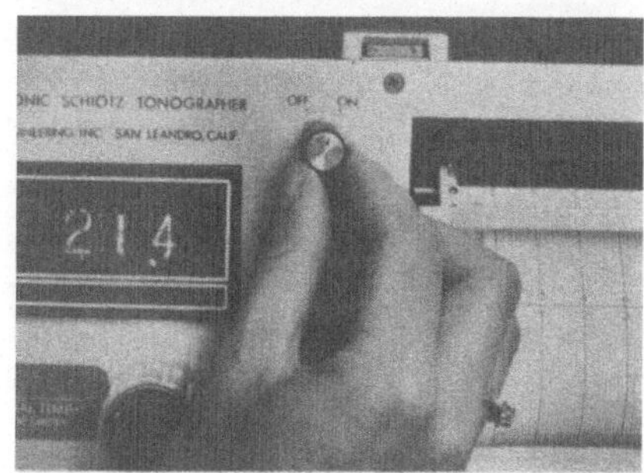

Abb. 10

Man zieht das Registrierpapier an seiner Rolle ein wenig heraus (Abb. 11). Das Registrierpapier zeigt eine Skalenteilung von 0–10 und darübergedruckt, von 0–20. Die Einteilung von 0–10 ist zu vernachlässigen, es gilt nur die Einteilung von 0–20. Bei richtig eingerichtetem Tonometer (Abb. 20) schreibt der Filzschreiber bei Zeigerausschlag 15 zwischen der vorgedruckten Zahl 14 und 16.

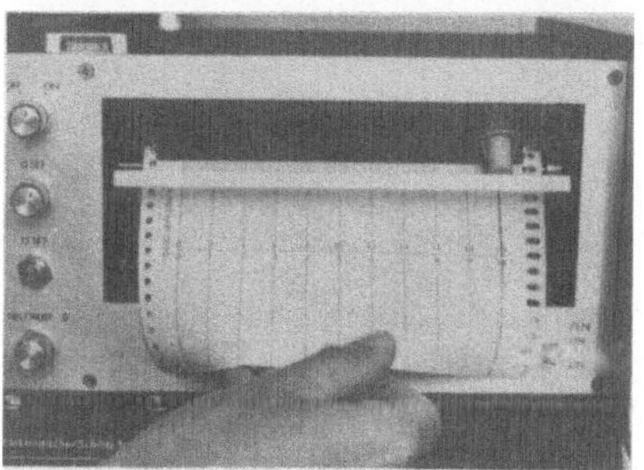

Abb. 11

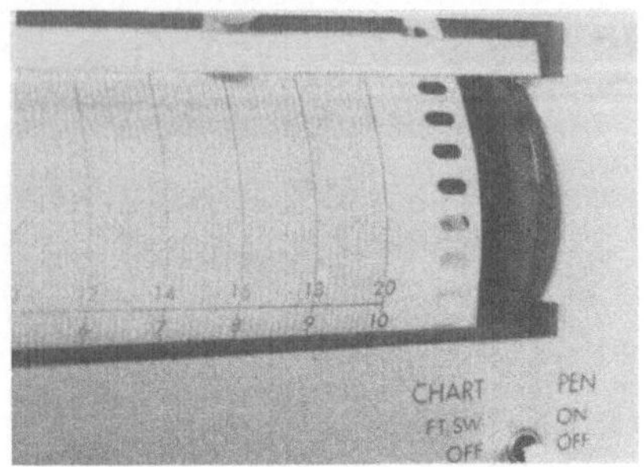

Abb. 12

Das Auf- oder Abwickeln auf der Rolle ist mit Hilfe einer Rändelschraube leicht möglich (Abb. 12).

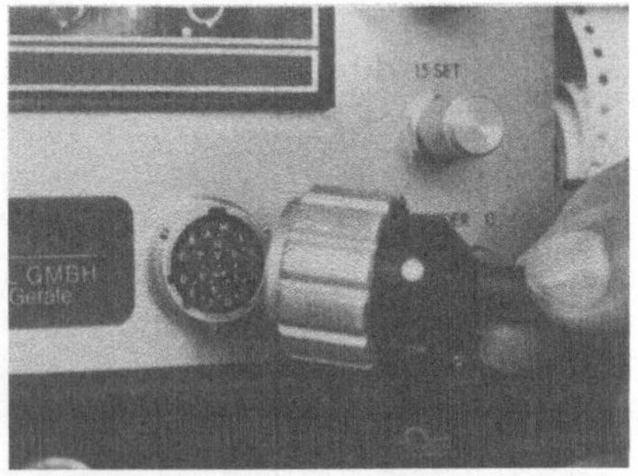

Abb. 13

Wenn man ein Gerät besitzt, zu dem eine Armbanduhr mitgeliefert wurde (Baureihe 720 D/DW), die in einem besonderen Behälter untergebracht ist, stöpselt man das Kabel der Armbanduhr an die Buchse. Es paßt, wenn der weiße Punkt des Kabels etwa auf der Uhrzeigerstellung 10 steht (Abb. 13),

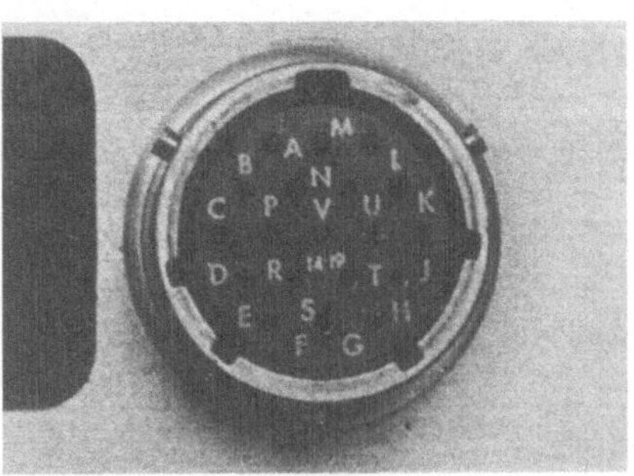

Abb. 14

was etwa zwischen dem Buchstaben B und C der Buchse ist (Abb. 14).

An dem Filzschreiber nimmt man die Schutzkappe ab, die ihn vor dem Austrocknen schützt (Abb. 15).

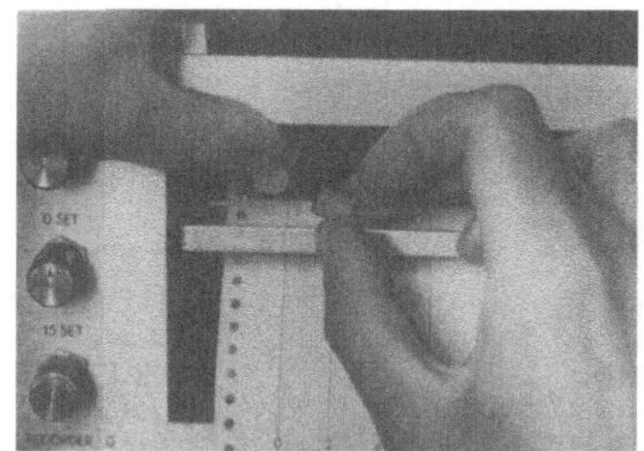

Abb. 15

Auch am Meßkopf entfernt man die Schutzkappe (Abb. 16)

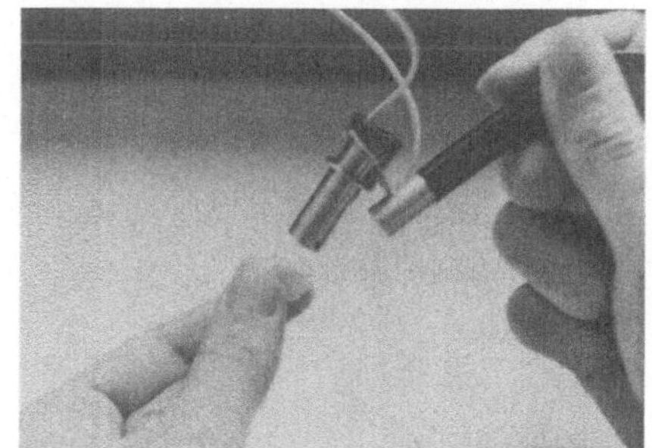

Abb. 16

und stellt ihn auf den Eichblock, den man aus seiner Halterung in der Klappe des Gerätes herauszieht und horizontal auf den Tisch stellt (Abb. 17). Man stellt den Meßkopf auf den Eichblock Null

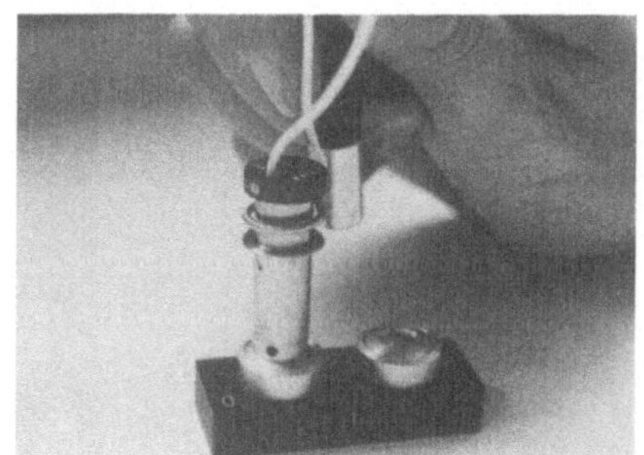

Abb. 17

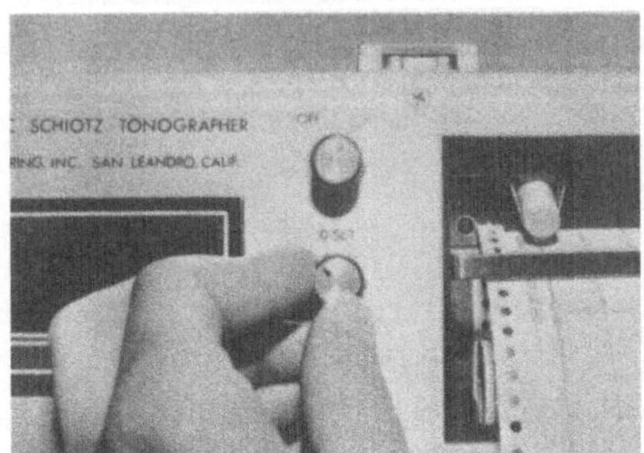

Abb. 18

und dreht am zweiten Knopf von oben, der mit Null-Set bezeichnet ist (Potentiometer), bis der Filzschreiber auf der Zeile Null steht (Abb. 18).

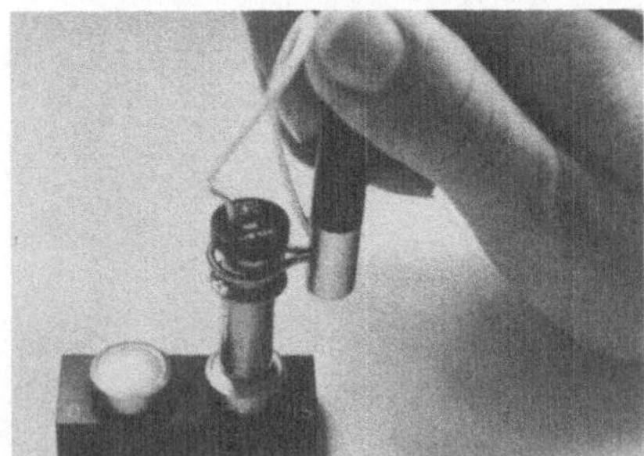

Abb. 19

Dann stellt man den Meßkopf auf den Eichblock 15 (Abb. 19).

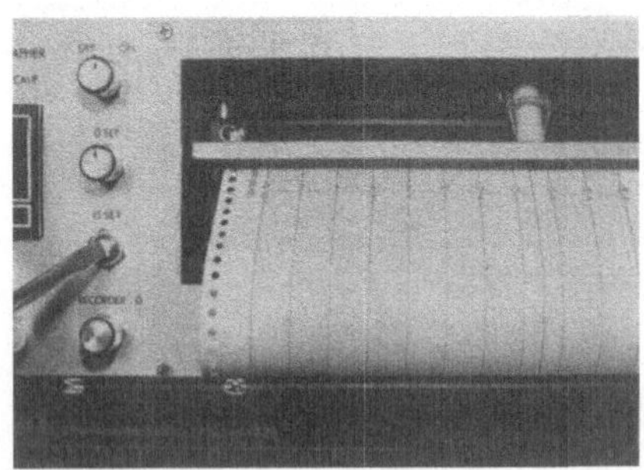

Abb. 20

Der Filzschreiber soll nun auf die 15 zeigen, also zwischen 14 und 16. Die Zahl 15 ist auf dem Registrierpapier nicht ausgedruckt (Abb. 20).

Wenn der Zeiger nicht auf 15 zeigt, so entfernt man die Schutzkappe über dem 15-Set, und sieht nun eine Schraube (Abb. 21), die man mit einem Schraubenzieher nachstellt, bis der Filzschreiber auf 15 steht, wenn der Meßkopf auf dem Eichblock 15 ist. Hiernach muß der Meßkopf wieder auf den Eichblock Null gestellt werden und der Null-Set so einreguliert werden, daß der Zeiger auf Null steht. Nun kontrolliert man mehrmals durch Bedienen von Null-Set und 15-Set-Schraube, bis bei wiederholter Kontrolle der Filzschreiber auf Null steht, wenn der Meßkopf auf dem Eichblock Null steht, und bis der Filzschreiber auf 15 steht, wenn der Meßkopf auf dem Eichblock 15 steht.

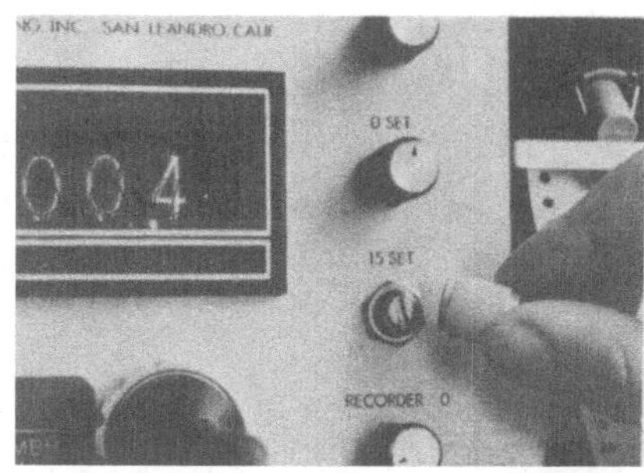

Abb. 21

Zur Kontrolle läßt man das Registrierpapier ein wenig laufen, indem man entweder an dem Hebel rechts „pen on" nach unten einstellt (Abb. 22)

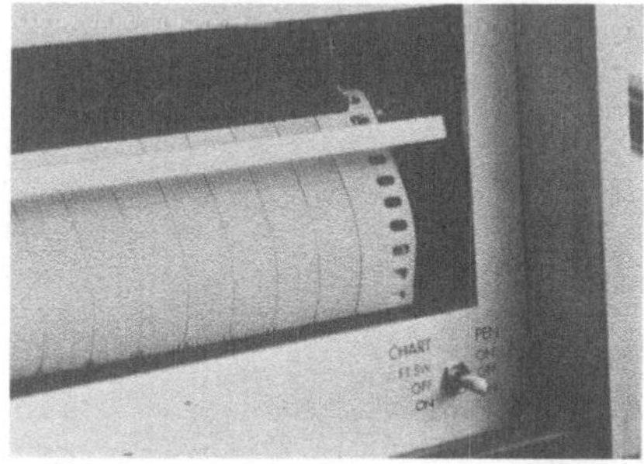
Abb. 22

oder den Papiervorlauf mit der Fußtaste einschaltet (Abb. 23) und den Hebel „pen on" nach oben stellt. Den Meßkopf läßt man auf dem Eichblock Null stehen. Der Filzschreiber soll nun auf der Null-Linie schreiben.

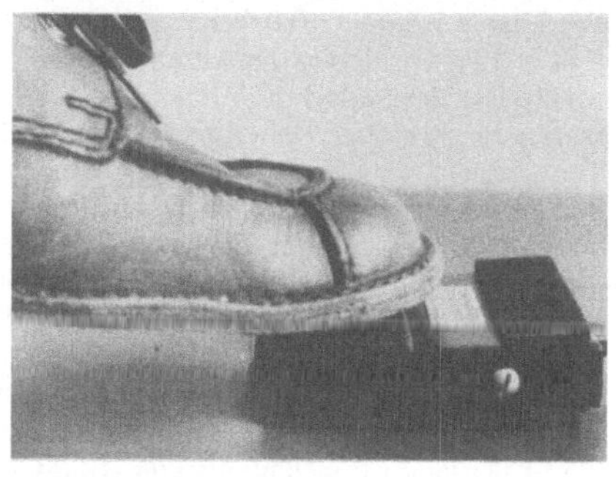
Abb. 23

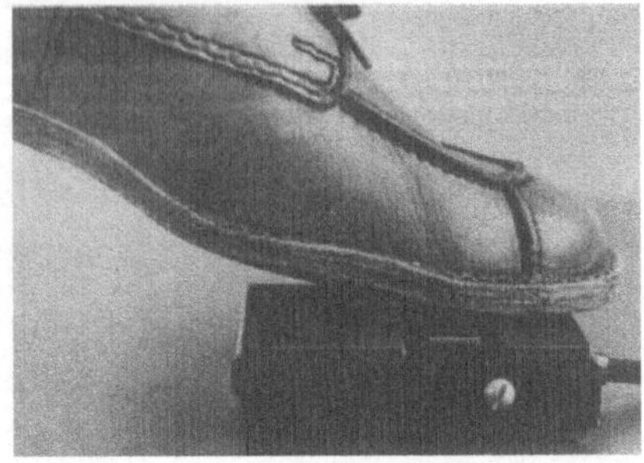

Abb. 24

Abschalten des Papiervorlaufs mit der Fußtaste (Abb. 24).

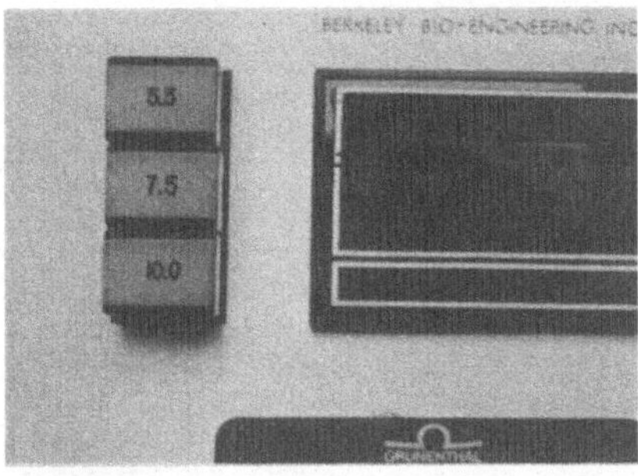

Abb. 25

Links am Gerät findet man drei Tasten (Abb. 25). Die oberste ist mit 5,5, die mittlere mit 7,5 und die untere mit 10,0 bezeichnet. Für gewöhnlich wünschen wir die Anzeige des Gerätes in Skalenteilen des Tonometers und verwenden den Meßkopf mit dem 5,5 g Gewicht so, wie er sich im Gerät befindet. Wenn man es aus irgendwelchen Gründen vorzieht, die Anzeige nicht in Skalenteilen, sondern in mmHg ablesen zu können, so drückt man die Taste 5,5.

Die Tasten 7,5 oder 10,0 werden gedrückt, wenn man bei Benutzung des 7,5 g bzw. 10 g-Gewichtes die Anzeige in mmHg wünscht. Die beiden Zusatzgewichte mit der Aufschrift 7,5 g oder 10 g sind in der Frontplatte des Tonometers innen an der Halterung für den Meßkopf angebracht. Wenn man die Tonographie nur bei zweifelhafter Glaukomdiagnose ausführt, wird man die beiden Zusatzgewichte wahrscheinlich nie benötigen. Man braucht sie nämlich nur dann, wenn der i. o. Druck höher als 2,5/5,5 g = 26 mmHg ist. In diesen Fällen ist er jedoch eindeutig erhöht und eine Tonographie bringt keine weitere diagnostische Information. Wenn man dennoch bei höherem Druck tonographieren will und der Zeigerausschlag also kleiner als 2,5 Skalenteile mit dem 5,5 g-Gewicht ist, so muß man das Zusatzgewicht 7,5 g verwenden. Wenn auch bei Benutzung dieses Gewichtes der Druck höher als 2,5 Skalenteile ist, so muß man das 10 g-Gewicht verwenden und vorher das 7,5 g-Gewicht entfernen. Im Anhang dieses Buches sind die Tabellen für C bei Verwendung des 7,5 g-Gewichtes oder des 10 g-Gewichtes abgedruckt.

Die Gewichtsangabe bezieht sich übrigens nicht auf das Zusatzgewicht selbst, sondern auf das Gesamtgewicht, das auf dem Tonometerstempel ruht. Dieses ist schon im Normalfall 5,5 g. Um mit 7,5 g zu tonographieren braucht man also ein zusätzliches Gewicht von nur 2 g und hat dann eine Stempelbelastung von 7,5 g. Der Einfachheit halber hat man also ein in Wirklichkeit nur 2 g wiegendes Zusatzgewicht mit 7,5 g bezeichnet. Dementsprechend wiegt auch das mit 10 g bezeichnete Gewicht nicht etwa 10 g sondern 4,5 g. Der Zweck der Zusatzgewichte ist die Vergrößerung des Meßbereiches. Der Meßbereich des 5,5 g-Gewichtes hört bei dem Zeigerausschlag 2,5/5,5 g = 26,5 mm Hg auf. Will man höhere Drucke messen, so benötigt man die entsprechenden Zusatzgewichte. Nie darf man beide Zusatzgewichte zugleich verwenden. Man fügt das gewünschte Zusatzgewicht in den Meßkopf ein, indem man die Fußplatte losschraubt. Den Zapfen kann man dann herausnehmen. Auf das längere Ende des Zapfens läßt man das Zusatzgewicht gleiten und schraubt die Fußplatte wieder fest. *Vorsicht:* Die kleinen Zusatzgewichte rollen auf dem Tisch leicht davon, deshalb Handtuch unterlegen!

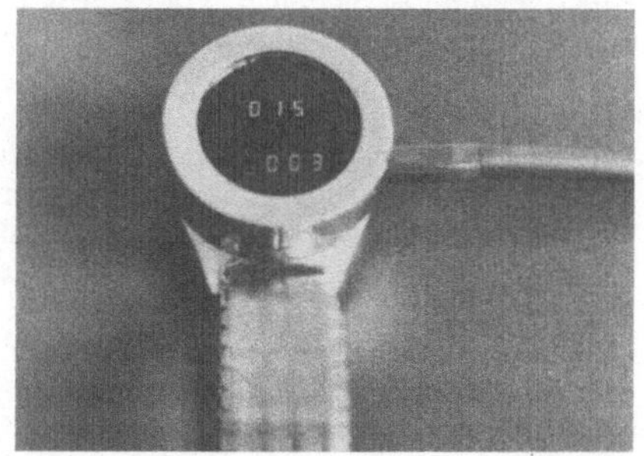

Abb. 26

Die auf Wunsch dem Gerät beigegebene Armbanduhr ermöglicht es dem Untersucher, sich über die Druckschwankungen während der Tonographie, über die Druckhöhe und über den zeitlichen Ablauf zu informieren, ohne das Registriergerät zu beobachten. Die Uhr hat eine Vorlaufzeit von 4 sec, in denen man nach der normalen Vorbereitung des Gerätes und Anaesthesie der Hornhaut den Meßkopf zum Aufsetzen auf die Hornhaut bereithält. Nach 4 sec ertönt ein Signal. Dieses bedeutet: Meßkopf auf die Hornhaut setzen, die Tonographie beginnt. Ereignet sich in den 4 sec bis zum Signal eine Störung, z.B. durch eine Bewegung des Patienten oder ein Abweichen des Auges, die den Beginn der Tonographie verzögert, so kippt man den Fußschalter rückwärts in Richtung des Kabelanschlusses (Abb. 16) und hat nun erneut 4 sec Zeit bis zum Beginn der Tonographie, nachdem man den Fußschalter wieder eingeschaltet (Abb. 15) hat. Auf der Abbildung sieht man auf der Uhr unten die Zahl 003, d.h. es sind 3 sec abgelaufen. Die obere Zahl 015 bedeutet 1,5 Skalenteile.

Unmittelbar nach der Tonographie muß man den Senkstift aus dem Tonometer nehmen und Senkstift sowie die Bohrung des Tonometers reinigen, weil sich Tränen vermischt mit sonstigen Sekreten in dem engen Spalt zwischen Senkstift und Bohrung hochsaugen, eintrocknen und die Beweglich-

keit behindern. Die Reinigung soll sofort nach dem Ende der Tonographie geschehen, damit die Tränen nicht erst antrocknen können.
Man hält hierfür das Tonometer umgekehrt, also mit der Fußplatte, die sonst auf der Hornhaut ruht, nach oben. An dem biegsamen Draht, der das Tonometer mit dem Handgriff verbindet, darf auf keinen Fall gezogen werden. Die Fußplatte kann man durch Drehen entgegen dem Uhrzeigersinn leicht entfernen. Man legt sie auf den Tisch. Der Senkstift läßt sich jetzt leicht herausziehen. Es ist sehr wichtig, den Senkstift auf keinen Fall zu beschädigen. Deshalb legt man am besten ein Handtuch oder eine andere weiche Unterlage auf den Tisch, damit der Senkstift nicht herunterrollen oder auf den Fußboden fallen kann. Jede Delle im Senkstift kann die Hornhaut schwer schädigen. Falls trotz aller Vorsicht der Senkstift einmal hart auf den Tisch fällt oder gar auf den Boden, muß er unbedingt unter dem Mikroskop untersucht werden und soll bei sichtbaren Verformungen unbedingt dem Kundendienst der Fa. Grünenthal eingeschickt werden.
Die Reinigung geschieht am besten durch einen Pfeifenreiniger (Abb. 33), den man in Äther eintaucht und mit dem man die Bohrung des Tonometerkopfes durchfährt. Der Senkstift wird durch ein Stückchen Zellstoff, das mit Äther getränkt ist, gereinigt. Vor der Wiederbenutzung muß man einige Minuten warten, bis der Äther verdunstet ist. Ein Ätherrest, der im Tonometer wäre und auf die Hornhaut sickert, würde eine Hornhautschädigung bewirken.
Stets muß man nach der Tonographie den Filzschreiber wieder mit der Kappe bedecken, damit er nicht austrocknet.
Nach der Tonographie notiert man Name und Vorname des Patienten, rechtes oder linkes Auge, Datum, Stunde und Zeit nach der letzten Medikamentengabe, ferner welches Medikament angewendet wird, wie die klinische Diagnose lautet, welches Gewicht bei dem Tonometer benutzt wurde und etwaige Besonderheiten oder Störungen (Abb. 27). Auch die Auswertung der Kurve pflege ich mit einem Stempel (Abb. 28) zu notieren, der alle wesentlichen Angaben enthält.

Fritz Müller, Verdacht auf Glauc. simplex
geb. 23.1.38
RA, 8.11.76, 8.30 h, 5,5 g Gewicht
11 Std. nach 3% Carbachol

Abb. 27. Beispiel für Beschriftung einer Tonographiekurve

RA P_0	
C_{0-4} P/C_{0-4}	C_{L3-7} P_3/C_{L3-7}
LA P_0	
C_{0-4} P/C_{0-4}	C_{L3-7} P_3/C_{L3-7}

Abb. 28. Beispiel für Stempelvordruck in das Krankenblatt oder die Karteikarte mit Auswertung der Tonographiekurve. Die Symbole RA bedeuten rechtes Auge, LA linkes Auge, P_0 = Druck zu Beginn der Tonographie. Die übrigen Symbole sind im Text erklärt

6. Handhabung des Tonographiegerätes der Firma Schwarzer

Das Gerät besteht aus 2 Teilen, dem (Abb. 29) Elektrotonometer (Type Z 11/07)

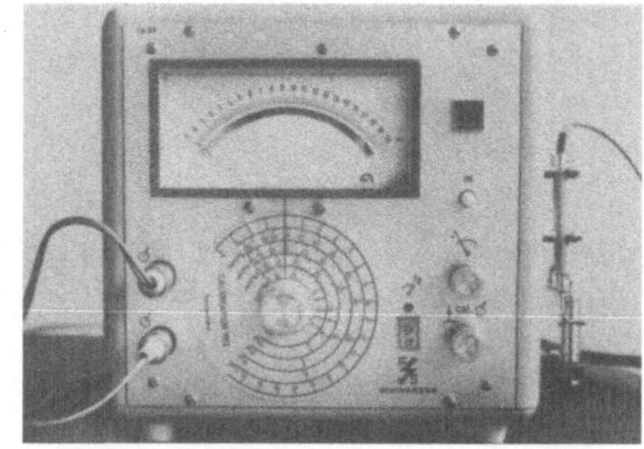

Abb. 29

und dem (Abb. 30) Registriergerät (Varioscript 144, Einkanaldirektschreiber mit eingebautem Verstärker), hier im Blick von oben dargestellt. Zunächst werden beide Geräte mit der Stromquelle verbunden. Am Tonometer leuchtet an der Vorderseite oben rechts eine rote Kontrollampe auf.

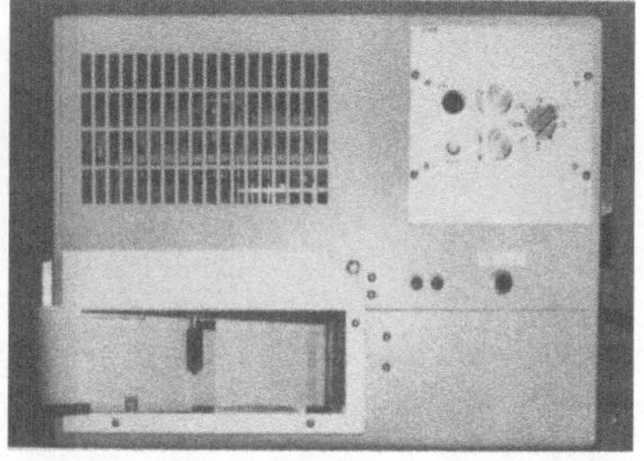

Abb. 30

Dann wird das Elektrotonometer am Kurvenschreiber mit einem dreipoligen Kabel angeschlossen (Abb. 31). Hierfür wird am Tonometer, links vorne, der Ausgang (♂)

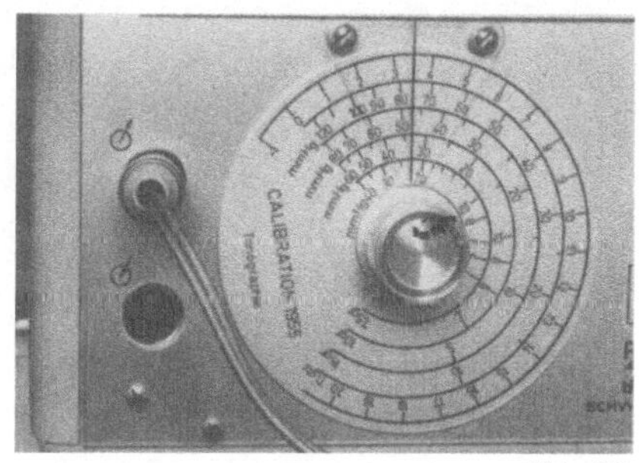

Abb. 31

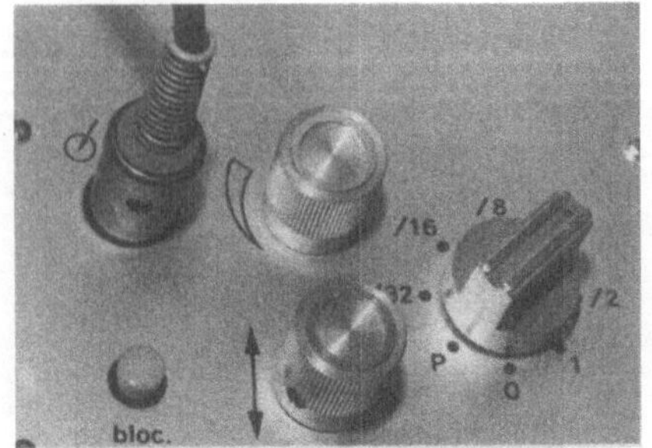

Abb. 32

mit dem Eingang (ǿ) des Registriergerätes verbunden (Abb. 32).

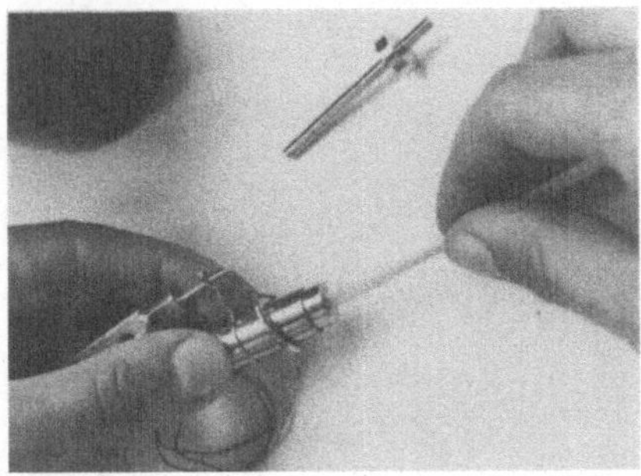

Abb. 33

Der Meßkopf wird aus dem Aufbewahrungskasten genommen und die Bodenfläche mit Äther gereinigt, die Zylinderbohrung mit einem Pfeifenreiniger durchfahren (Abb. 33). Anschließend wird der gleichfalls gereinigte Senkstift (oben im Bild) in den Zylinder eingesetzt. Man muß unbedingt warten, bis der Äther verdunstet ist, denn sonst kann ein Hornhautschaden durch Äther entstehen.

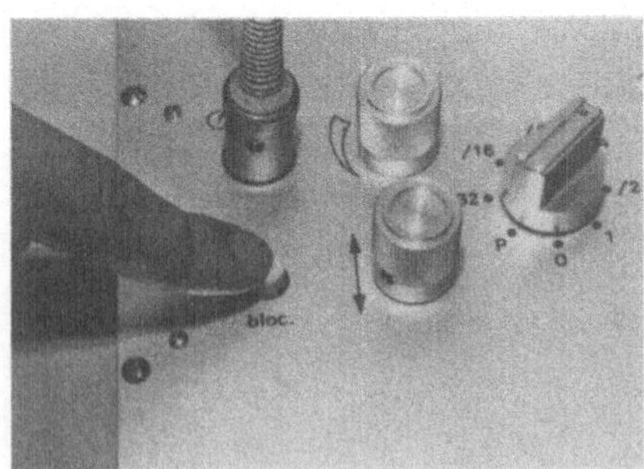

Abb. 34

Am Kurvenschreiber wird der Knopf „bloc" gedrückt (Abb. 34), damit sich die Änderungen des Zeigerausschlages am Tonometer nicht auf den Schreibstift des Registriergerätes übertragen, der durch zu starke und abrupte Bewegungen beschädigt werden könnte.

Mit dem fünfpoligen Kabel wird der Meßkopf mit dem Eingang (⌀ = zweiter Anschluß am Tonometer links unten) verbunden (Abb. 35).

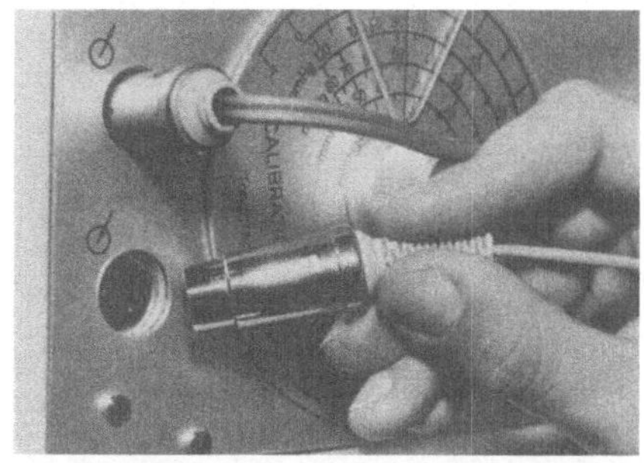

Abb. 35

Nun werden Tonometer und Kurvenschreiber eingeschaltet: An der rechten Seitenwand des Kurvenschreibers wird der Hebel von 0 auf 1 gestellt (Abb. 36).

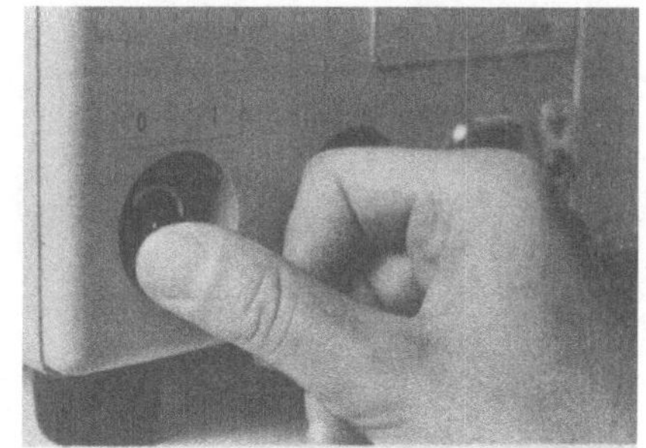

Abb. 36

Das gleiche geschieht an der rechten Seitenwand des Elektrotonometers (Abb. 37). Die Vorwärmzeit vor Beginn der Tonographie sollte mindestens 10 min betragen.

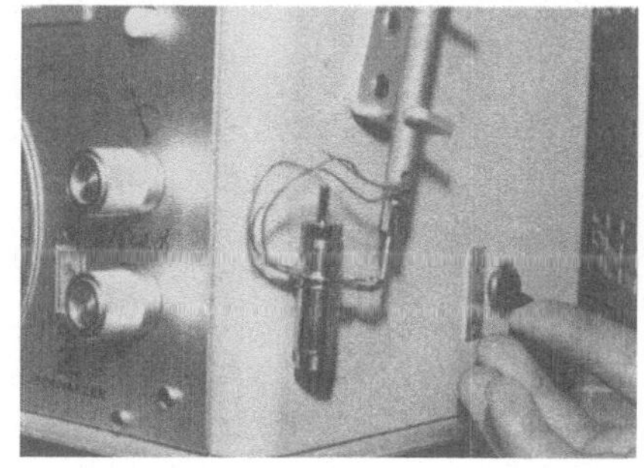

Abb. 37

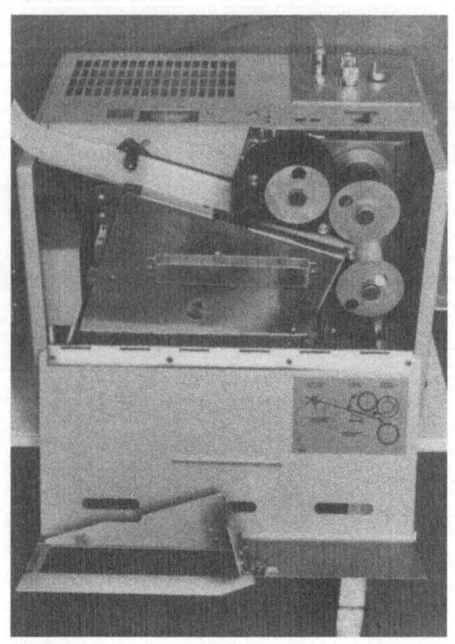

Abb. 38

Im Kurvenschreiber kontrolliert man, ob genügend Registrierpapier und Kohlepapier vorhanden sind (Abb. 38). Die Papierführung ist auf der Innenseite des Deckels eindeutig markiert. Falls zu wenig Papier vorhanden ist, muß man die untere Schraube lösen, die die Vorratsrolle hält, den Anpreßhebel heben und entsprechend dem Diagramm in der Deckelinnenseite Papier einlegen. Auch Kohlepapier wird in gleicher Weise entsprechend dem Diagramm eingesetzt.

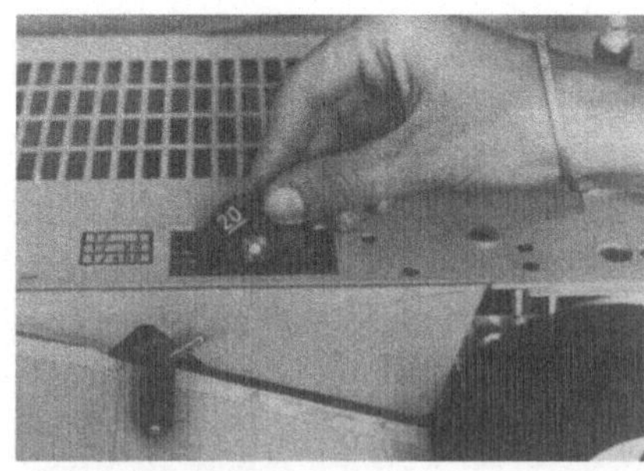

Abb. 39

Die Laufgeschwindigkeit des Papiers kann man durch Einsetzen von Zahnrädern bestimmen (Abb. 39). Wir benutzen das Einlegerad 20 im Schlitz „1/20" was eine Papiergeschwindigkeit von 1 mm/sec ergibt. Eine größere Geschwindigkeit hat nur Sinn, wenn man z. B. die Oszillationen der Kurve aus wissenschaftlichen Gründen näher untersuchen will.

Kalibrieren auf den Testblöcken. Man setzt den Meßkopf auf den Testblock für 0 und stimmt am Nullregler an der Vorderfläche des Tonometers so lange ab, bis die Anzeige des Tonometers 0 entspricht (Abb. 40).

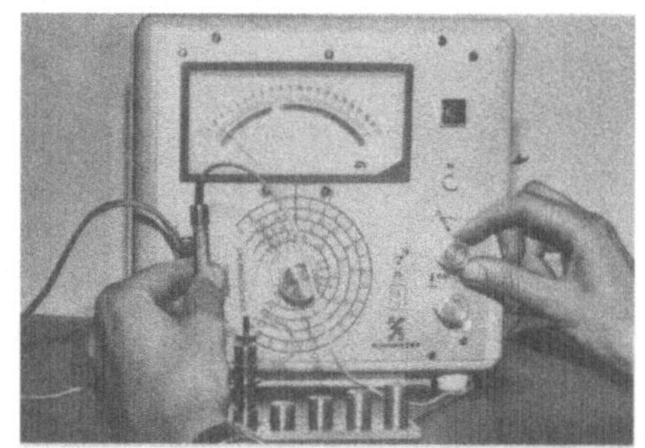

Abb. 40

Dann setzt man den Meßkopf auf den Testblock 15 und stimmt mit einem Schraubenzieher am Eichregler 15 so lange ab, bis die Anzeige des Tonometers 15 entspricht (Abb. 41). Beide Vorgänge werden mehrmals wiederholt.

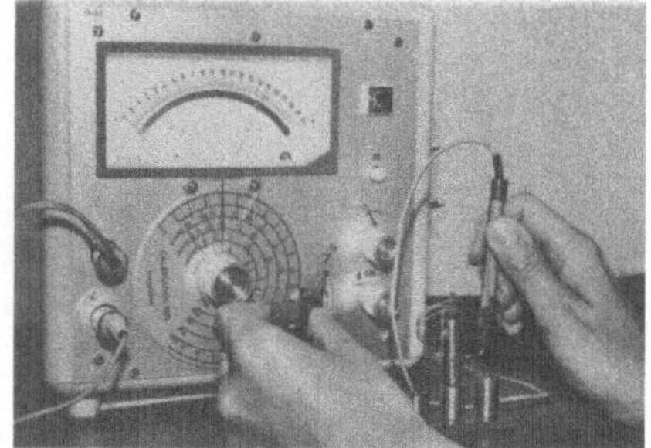

Abb. 41

Meßbereich. Man mißt dann den Druck des Patientenauges, damit man am Papierband den Meßbereich und die Spreizung der Skalenteile entsprechend einteilen kann (Abb. 42). Das Papierband ist verhältnismäßig schmal

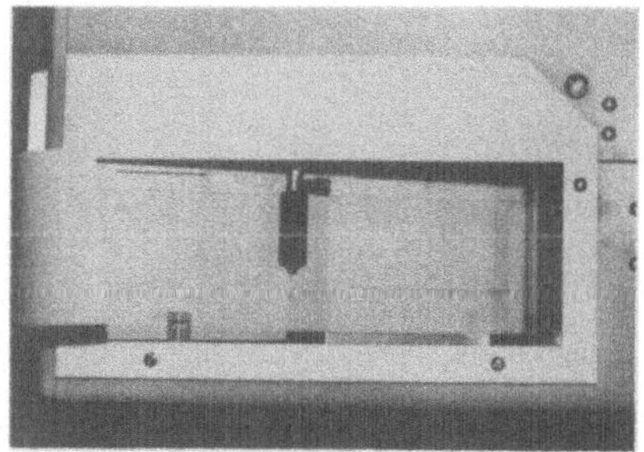

Abb. 42

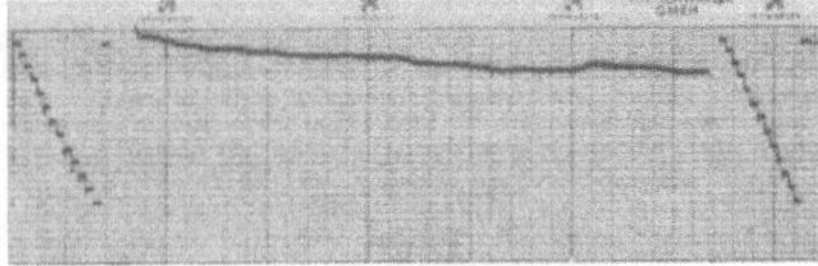

Abb. 43

Es ist also nicht gut möglich, mit einer gleichbleibenden Spreizung zu arbeiten, bei der alle 20 Tonometerskalenteile auf dem Papierband sind. Die Abstände zwischen den Skalenteilen wären dann zu klein, um im tatsächlichen Meßbereich eine Kurve auswerten zu können. Dieser Fehler ist in Abb. 43 zu sehen. Man richtet sich vielmehr nach dem i. o. Druck des Patienten, den man vor der Tonographie mit einem Schiötztonometer oder dem elektronischen Tonometer mißt. Beträgt er zum Beispiel 3,5/5,5, so kann man erwarten, auch die Tonographie mit dem Teilstrich 3,5 beginnen zu können.

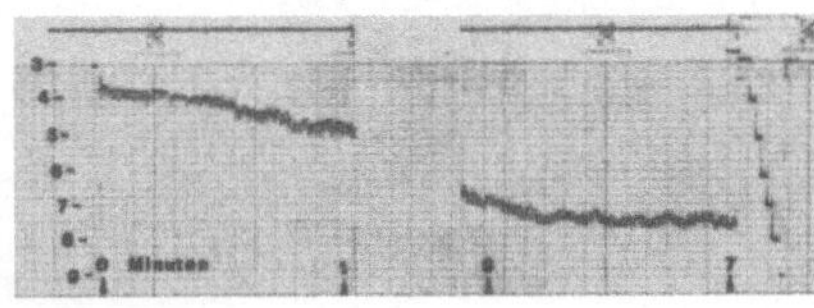

Abb. 44

Sicherheitshalber wird man den Meßbereich so wählen, daß nicht Teilstrich 3,5 bereits die oberste Stufe darstellt, sondern man wird als erste Markierungsstufe an den oberen Papierrand die Stufe schreiben, welche dem Zeigerausschlag 3 entspricht, um einen gewissen Spielraum zu haben, falls etwa bei der Messung mit dem Elektrotonometer die Schreibung mit einem geringeren Zeigerausschlag als 3,5 beginnt. In Abb. 44 sind nur Anfang und Ende der Kurve dargestellt.

Spreizung. Die Zahl der Teilstriche, um die bei der Tonographie von 7 min der Druck absinkt, beträgt im allgemeinen nicht mehr als 6. Man wird also in dem angegebenen Beispiel (Abb. 43–47) mit der Markierung für 3 beginnend Markierungsstufen für jeden weiteren Skalenteil bis etwa Skalenteil 9 so über das Papierband verteilen, daß 3 am oberen, 9 am unteren Papierrand markiert ist.

Man zieht am Tonometer den Kalibrierungsregler heraus und stellt den Skalenzeiger in unserem Beispiel auf Teilstrich 3, entblockt dann am Registriergerät und stellt mit dem Null-Lagenregler (Abb. 47), der mit einem doppelten Pfeil gekennzeichnet ist, den Schreibstift nahe der obersten Linie des Papiers ein.

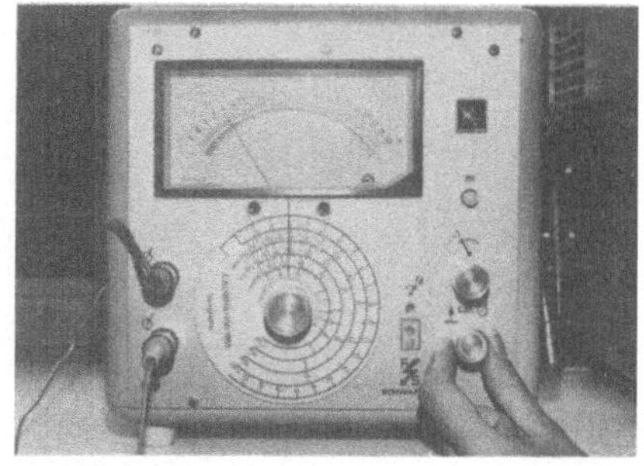

Abb. 45

Sodann stellt man in unserem Beispiel am Tonometer den Skalenzeiger auf Teilstrich 9 ein (Abb. 46) und stellt mit dem Null-Lagenregler des Kurvenschreibers den Schreibstift in die Nähe des unteren Papierrandes.

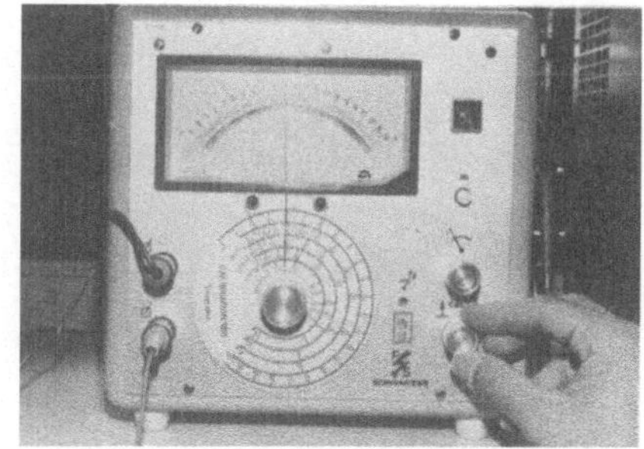

Abb. 46

Falls dies nicht zutrifft, ändert man die Spreizung mit dem Verstärkungsfeinregler des Kurvenschreibers, der mit einem Keil gekennzeichnet ist, bis bei entblocktem Gerät der Zeiger bei dem vermutlichen Zeigerausschlag zu Beginn des Schreibens (3 Skalenteile) am oberen Papierrand steht und der Schreiber bei dem möglichen Ende der Kurve (in unserem Beispiel: 9 Skalenteile) nahe dem unteren Papierrand steht.

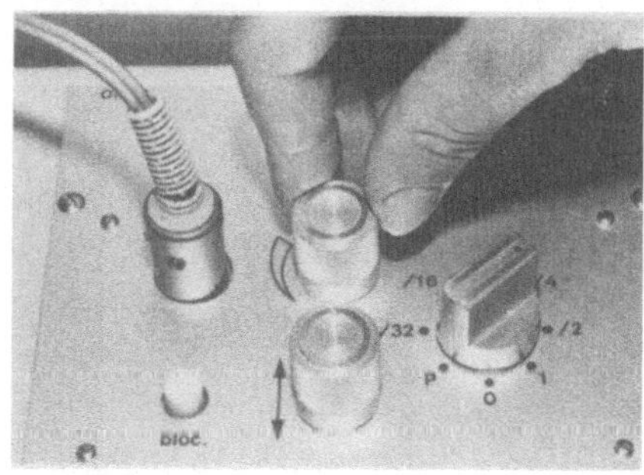

Abb. 47

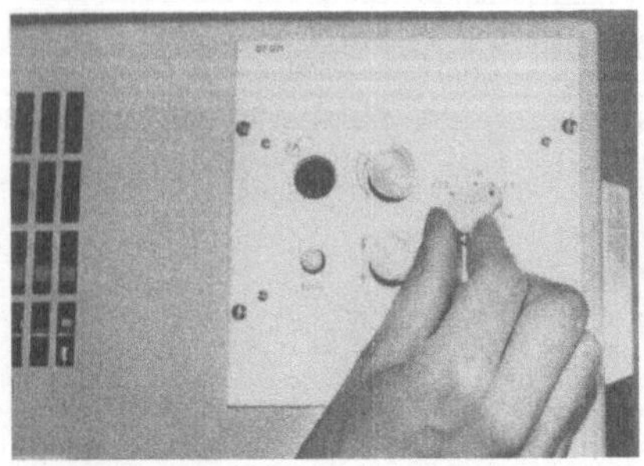

Abb. 48

Der in Abb. 48 gezeigte Attenuator soll auf 1/4 stehen, um etwa 6 Teilstriche auf die Papierbreite unterzubringen. Er dient der Änderung der Spreizung.

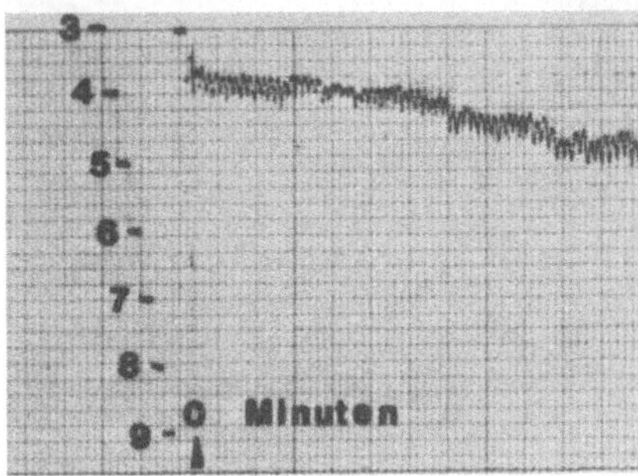

Abb. 49

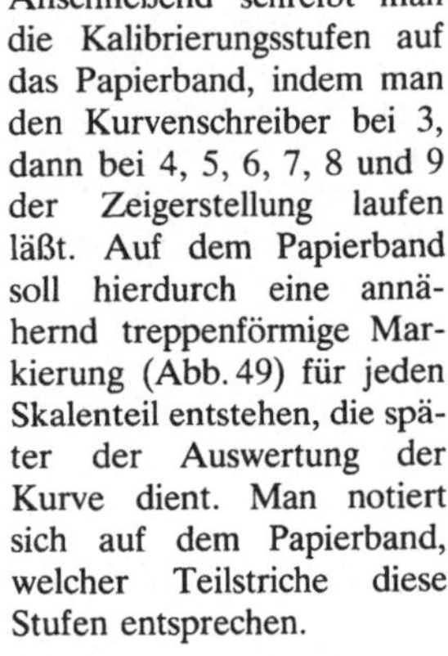
Anschließend schreibt man die Kalibrierungsstufen auf das Papierband, indem man den Kurvenschreiber bei 3, dann bei 4, 5, 6, 7, 8 und 9 der Zeigerstellung laufen läßt. Auf dem Papierband soll hierdurch eine annähernd treppenförmige Markierung (Abb. 49) für jeden Skalenteil entstehen, die später der Auswertung der Kurve dient. Man notiert sich auf dem Papierband, welcher Teilstriche diese Stufen entsprechen.

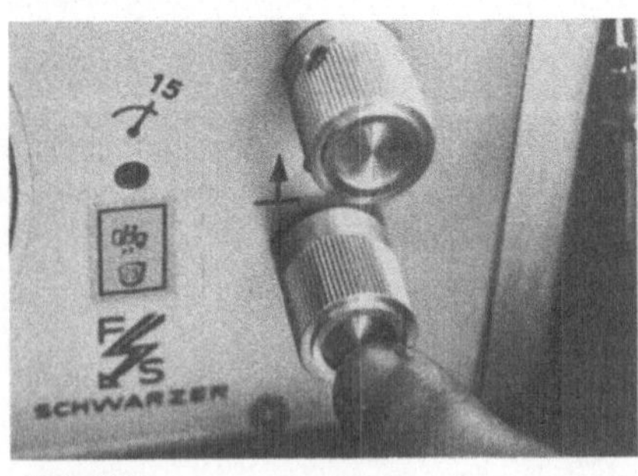

Abb. 50

Danach blockiert man den Schreiber, um die Nadel zu schonen, wie oben bemerkt wurde. Es empfiehlt sich, den Kalibrierregler mit dem Fingernagel einzudrücken (Abb. 50), damit nicht bei dem Eindrücken und späteren Wiederherausziehen des Knopfes eine Verschiebung der Kalibrierung entsteht.

Den Knopf M (Abb. 51) drücken wir nicht ein. Er bedeutet Mittelwertschreibung oder Dämpfung. Wir möchten ja gerade die ungedämpfte Kurve schreiben, um die pulsatorischen Schwankungen der Nadel auf dem Papier registriert zu haben. Anschließend entblockt man den Kurvenschreiber wieder, schaltet den Papiervorlauf ein und kann mit der Tonographie beginnen.

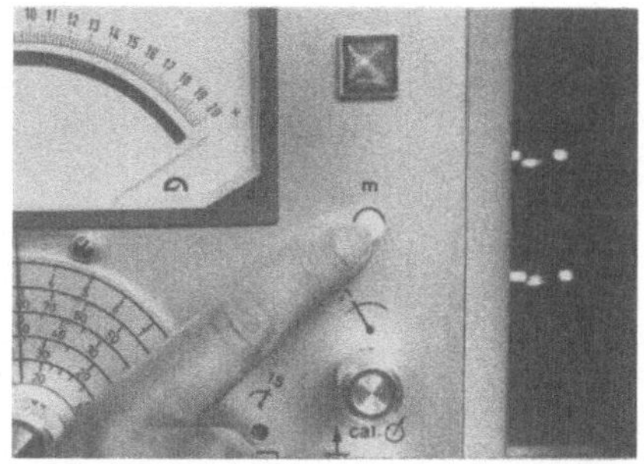

Abb. 51

Störungen können bei diesem Gerät nach eigener Erfahrung dann entstehen, wenn eine der hier gegebenen Anweisungen nicht beachtet wurde. Insbesondere ist auf die Reinigung des Meßkopfes nach jeder Tonographie sehr sorgfältig zu achten (Kap. 5 und Abb. 33). Wenn der Zapfen im Zylinder zuviel Reibung hat oder gar durch aufgesaugte Tränen unbeweglich ist, fehlen die Oszillationen (pulsatorische Schwankungen der Kurve) und die Tonographiekurve ist nicht verwertbar.

Eine Beschädigung ist bei diesem Gerät besonders durch Abknicken des Drahtes am oberen Ende des Meßkopfes möglich, der sehr schonend behandelt werden muß.

7. Ratschläge zur Praxis der Tonographie

Der Patient wird in aller Regel bereits früher mehrfach mit dem Schiötz-Tonometer gemessen worden sein. Man erklärt ihm, daß es sich um prinzipiell dieselbe Methode wie bei der Tonometrie handelt, nur daß das Tonometer nicht nur kurz auf das Auge gesetzt wird, sondern 7 min darauf stehen bleibt.

7.1. Lagerung des Patienten

Man lagert den Patienten auf der Ruhebank für die Tonometrie. Die Linie Kinn-Auge soll etwa waagrecht verlaufen (Abb. 52).

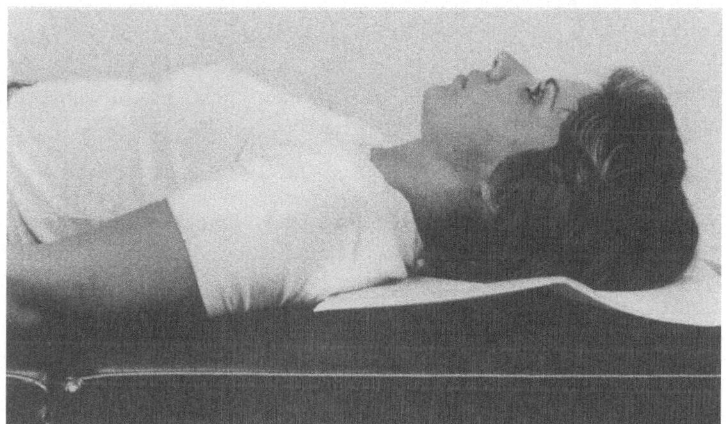

Abb. 52. Richtige Lagerung des Patienten. Die Linie Kinn/Auge ist etwa horizontal. Der Blick ist nach oben gerichtet, das Auge hierbei gut zugänglich

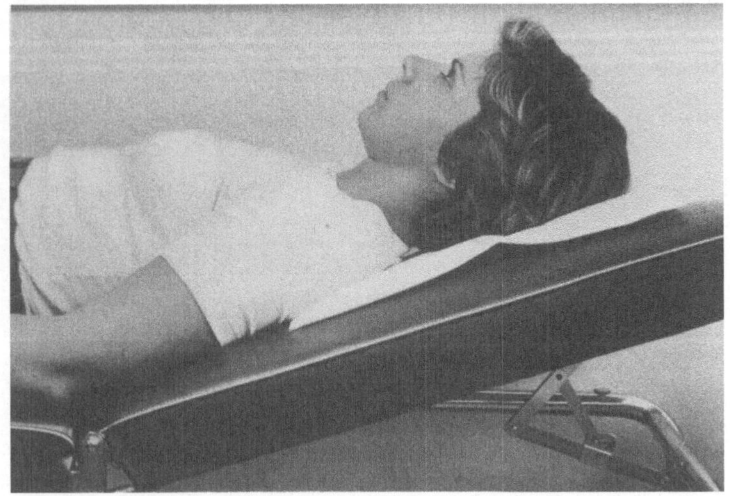

Abb. 53. Falsche Lagerung des Patienten: Der Kopfteil der Liege ist angehoben, bei Blick senkrecht nach oben wäre der obere Augenhöhlenrand für das Aufsetzen des Tonometerkopfes im Wege

Wenn der Oberkörper fälschlich zu stark angehoben ist (Abb. 53) oder der Patient das Kinn anzieht (Abb. 54) ist der obere Augenhöhlenrand im Wege. Falsch ist es auch, wenn der Patient das Kinn zu stark anhebt und den Kopf in den Nacken preßt (Abb. 55). Er soll den Kragen öffnen, damit die Halsvenen nicht gestaut werden.

7.2. Betäubung der Hornhaut

Man betäubt die Hornhaut, indem man nach richtiger Lagerung den Patienten geradeaus nach oben blicken läßt und das Oberlid mit einem Stückchen Zellstoff anhebt (Abb. 56). Die Tropfflasche hält man nahe über das Auge. Den Tropfen läßt man frei auf die Hornhaut fallen. Als Betäubungsflüssigkeit (Lokalanaestheticum) verwenden wir Kerakain oder Novesine. Die Tropfen brennen ganz kurze Zeit ein wenig. Der Patient soll die Augen nicht krampfhaft zukneifen. Überschüssige Tränen tupfen wir ihm mit Zellstoff ab. Falls ein Tropfen danebenging, kann man unbesorgt einen weiteren Tropfen auf die Hornhaut fallen lassen.

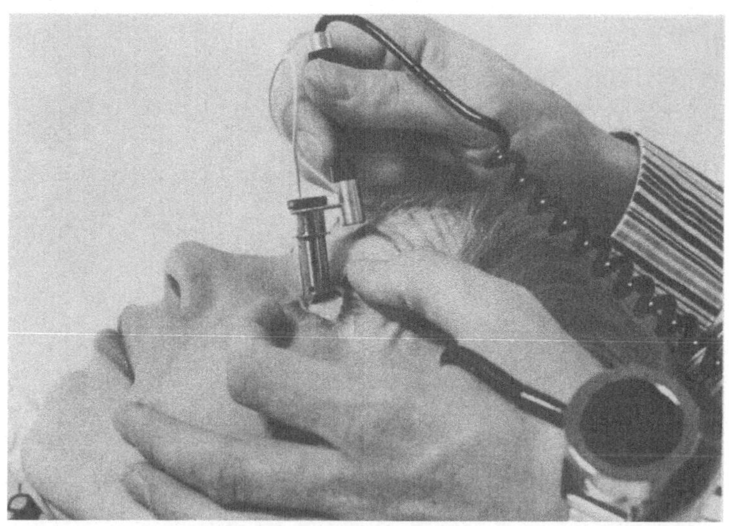

Abb. 54. Gleicher Fehler wie in Abb. 53: Kinn angezogen, Tonometerkopf steht deshalb nicht senkrecht. Beachte weitere Fehler: Das Tonometer steht nicht zentral auf der Hornhaut, sondern ist nach unten abgeglitten. Der Haltering, der den Handgriff mit dem Tonometer verbindet, befindet sich fälschlich am oberen Anschlag

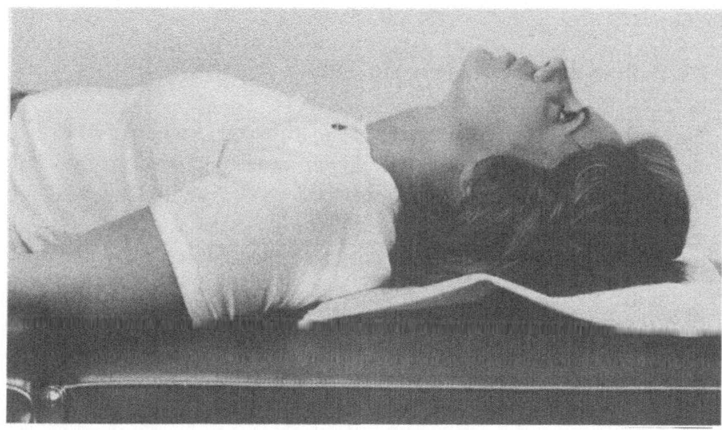

Abb. 55. Fehlerhafte Lagerung des Patienten: Der Kopf ist nach hinten überstreckt

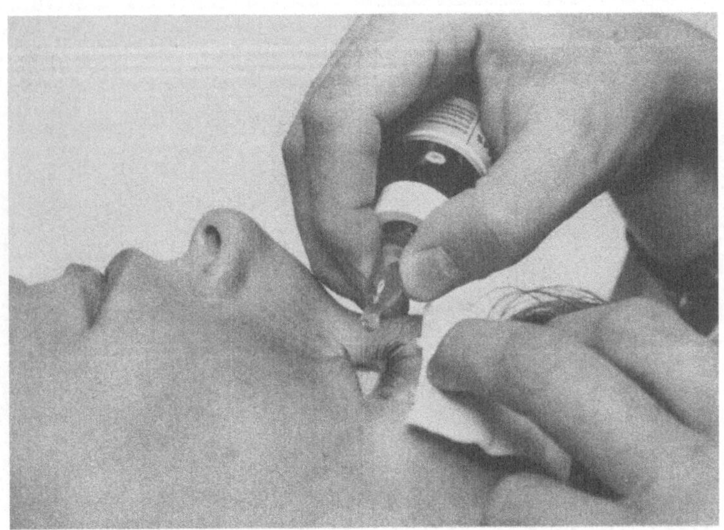

Abb. 56. Richtige Tropfengabe. Das Oberlid wird mit Hilfe eines Zellstofftupfers, den man nahe an der Wimpernreihe ansetzt, gehoben. Der Patient blickt dem Tropfen entgegen. Der Tropfen wird ohne Berührung der Tropfflasche mit den Wimpern aus nahem Abstand frei auf die Hornhaut fallen gelassen

7.3. Haltung des Tonometers und Öffnen der Lider

Die Lider des Patienten spreizt man mit den Fingern (Abb. 57), nicht mit einem Lidsperrer. Die Finger stützt man an dem Knochen der Wange und dem Knochen des oberen Augenhöhlenrandes ab. Man setzt die Finger nahe der Lidkante an. Man muß jeden Druck auf das Auge vermeiden, man darf also nicht durch die Lider hindurch auf das Auge drücken, sondern muß die Lider im Gegenteil leicht vom Auge abziehen. Würde man auf das Auge drücken, würde der Augeninnendruck erheblich ansteigen.

Wir verwenden keinen Lidsperrer, sondern halten das Tonometer mit der Hand fest und stützen die rechte Hand, die das Tonometer hält auf der Stirn des Patienten ab. Dies ist besser als ein mechanischer Halter für das Tonometer, da man ja geringe Blickschwan-

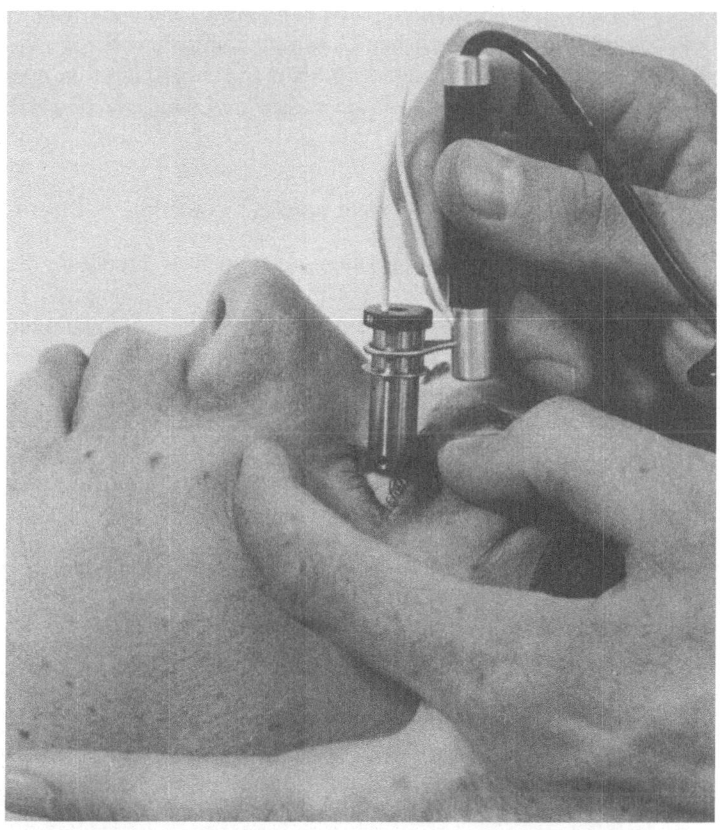

Abb. 57. Richtiges Spreizen der Lider des linken Auges mit Daumen und Zeigefinger der linken Hand. Der Tonometerkopf steht senkrecht zentral und frei auf der Hornhaut, der Haltering ist in der Mitte zwischen dem oberen und unteren Anschlag. Der Tonometerkopf wird dadurch nur in seiner Lage gehalten, aber weder gedrückt, noch gehoben

kungen durch entsprechende Änderungen der Tonometerhaltung ausgleichen will. Durch die körperliche Berührung des Patienten ist auch ein besserer seelischer Kontakt zu ihm möglich; man nimmt ihm besser die Angst und Spannung, als wenn ein Tonometer mechanisch am Kopf befestigt wird.

Auch die gleichzeitige Tonographie beider Augen halte ich nicht für zweckmäßig, die von manchen Autoren empfohlen wurde. Der Kranke hat dann ja kein Auge zum Fixieren frei und führt unregelmäßige Augenbewegungen aus, wie wir sie bei Einäugigen beschrieben haben (7.13).

7.4. Das fixierende Auge darf nicht verdeckt werden

Mit dem tonographierten Auge kann der Patient während der Tonographie natürlich nichts sehen. Um eine ruhige Stellung des Auges zu erreichen, muß das andere Auge zum Fixieren des Fixierlichtes frei bleiben. Bei der Tonographie des linken Auges stützt man

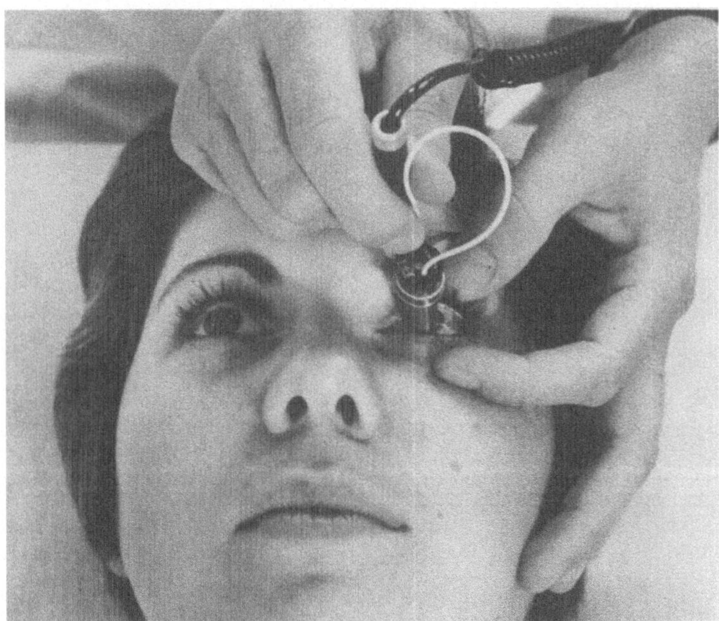

Abb. 58. Bei Tonographie des linken Auges darf die rechte Hand das andere Auge nicht verdecken, damit das Fixierlicht angeblickt werden kann. Man stützt sich mit der rechten Hand, die den Handgriff des Meßkörpers hält, auf der Stirn ab

sich an der Stirn also so, daß das rechte Auge freien Blick zum Fixierlicht hat und nicht verdeckt wird (Abb. 58). Bei der Tonographie des rechten Auges kann man einen Finger der rechten Hand, die den Tonometerkopf hält, zum Öffnen des Unterlides verwenden und stützt die rechte Hand an der Schläfe des Patienten auf. Mit dem Zeigefinger der linken Hand hält man das Oberlid hoch (Abb. 59). Fehlerhaftes Zuhalten des Auges das fixieren soll, ist in Abb. 60 und 61 gezeigt.

7.5. Lage des Meßkopfes

Der Meßkopf muß senkrecht, zentral und frei auf der Hornhautmitte stehen. Der Haltegriff ist mit dem Meßkopf durch einen Ring

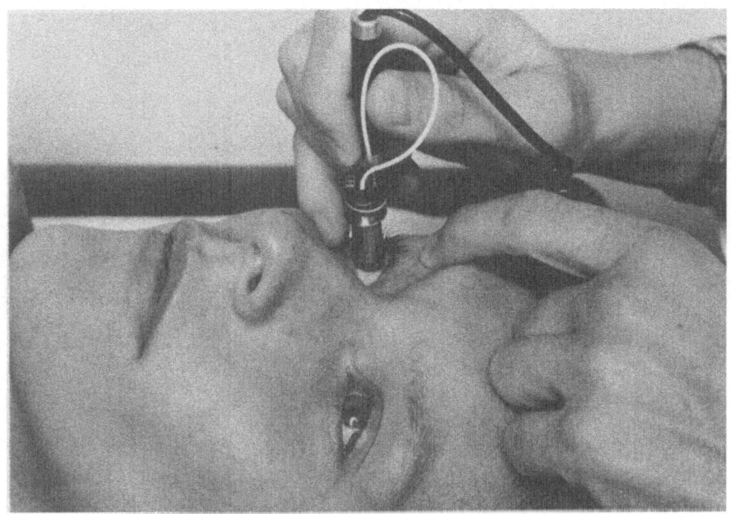

Abb. 59. Bei der Tonographie des rechten Auges stützt man sich mit der Hand, die das Meßkörperchen hält, an der Stirn des Patienten ab. Das Unterlid kann mit einem Finger der rechten Hand gespreizt werden, das Oberlid wird mit dem Zeigefinger der linken Hand ein wenig hochgehalten. Jeder Druck auf den Augapfel muß vermieden werden. Man stützt sich jeweils nur an den Knochen ab. Das linke Auge ist völlig frei und fixiert das Fixierlicht

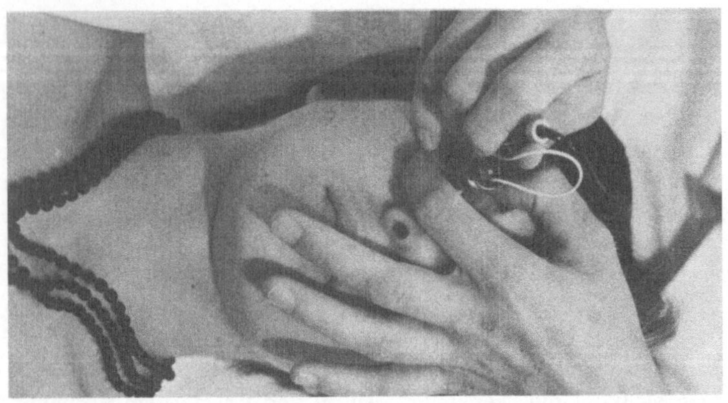

Abb. 60. Fehlerhafte Tonographie des rechten Auges. Das linke Auge ist verdeckt und kann nicht fixieren. Der Patient kann deshalb seine Augen nicht ruhig halten

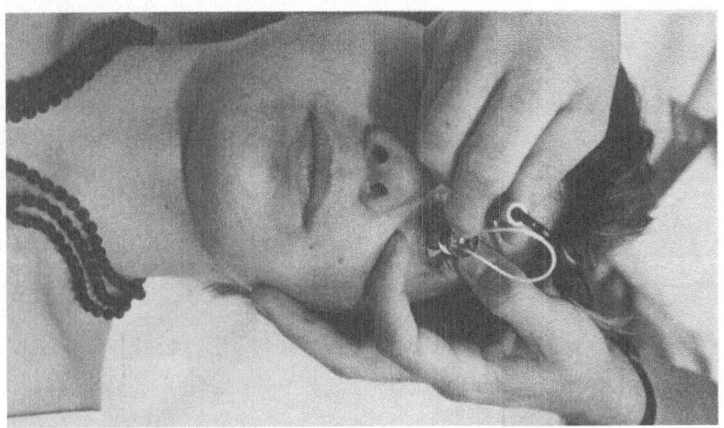

Abb. 61. Fehlerhafte Tonographie des linken Auges. Das rechte Auge ist durch die Hand des Untersuchenden verdeckt und kann nicht fixieren, deshalb unregelmäßige Augenbewegungen und unbrauchbare Kurven

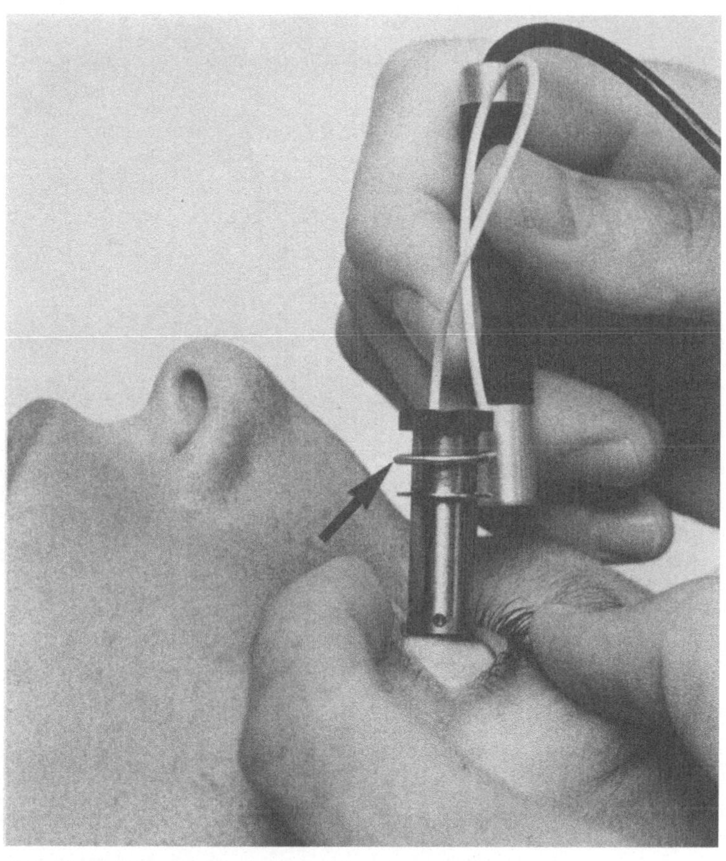

Abb. 62. Richtige Stellung (Pfeil) des Ringes der Halterung des Meßkopfes. Der Haltering befindet sich in der Mitte zwischen oberem und unterem Anschlag. Das Meßkörperchen wird weder gedrückt noch gehoben, sondern nur lose gehalten

verbunden, der frei gleitet. Dieser Ring soll in der Mitte zwischen dem oberen und unteren Anschlagspunkt stehen und nicht verkantet werden. Die richtige Stellung zeigt Abb. 62. Wenn der Ring den unteren Anschlagspunkt fälschlich berührt, so drückt man den Meßkopf auf das Auge und steigert dadurch den Augeninnendruck.

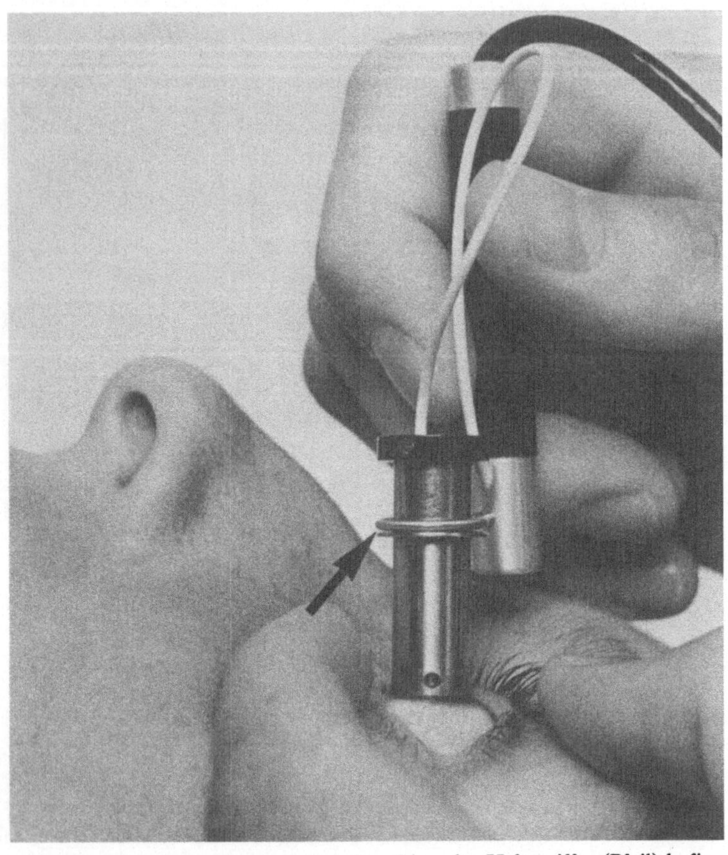

Abb. 63. Fehlerhafte Tonographie: Der Ring des Haltegriffes (Pfeil) befindet sich am unteren Anschlag, der Tonographist drückt also das Meßkörperchen auf das Auge

Wenn man mit dem Ring an den oberen Anschlagspunkt kommt, was gleichfalls zu falschen Resultaten der Tonometrie und Tonographie führen muß, hebt man das Tonometer vom Auge weg (Abb. 64).

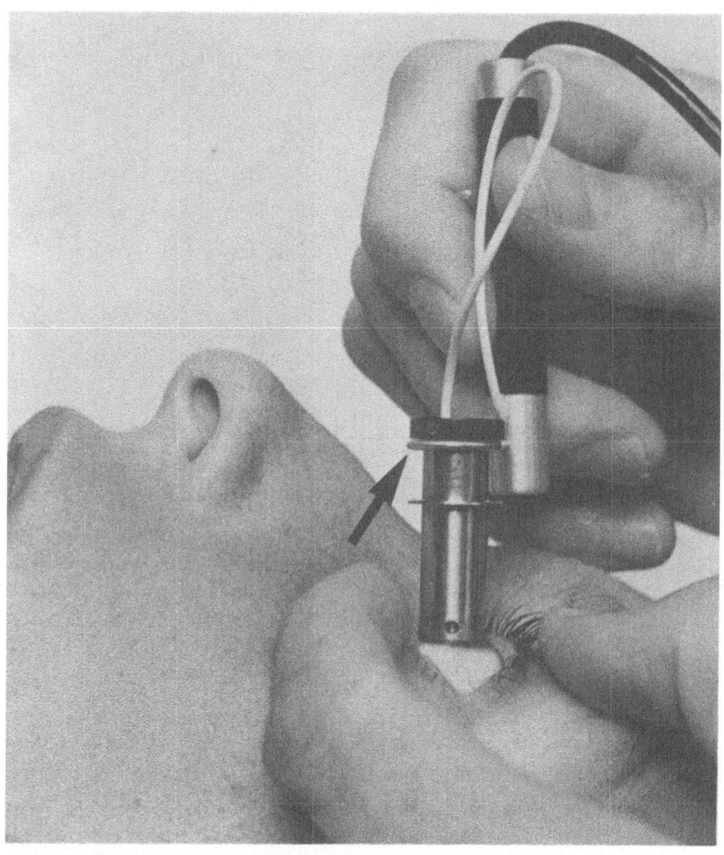

Abb. 64. Fehlerhafte Tonographie: Der Ring des Haltegriffes (Pfeil) befindet sich am oberen Ende des Anschlages, der Tonographist hebt also das Meßkörperchen ein wenig vom Auge ab

7.6. Der Tonographist sitzt entspannt

Der Tonographist soll entspannt sitzen, damit er sich bei der Untersuchung nicht verkrampft und nicht vorzeitig ermüdet. Die Sitzhöhe soll im Verhältnis zum Untersuchungstisch durch einen drehbaren Hocker bequem geregelt sein, die Unterarme werden an dem Un-

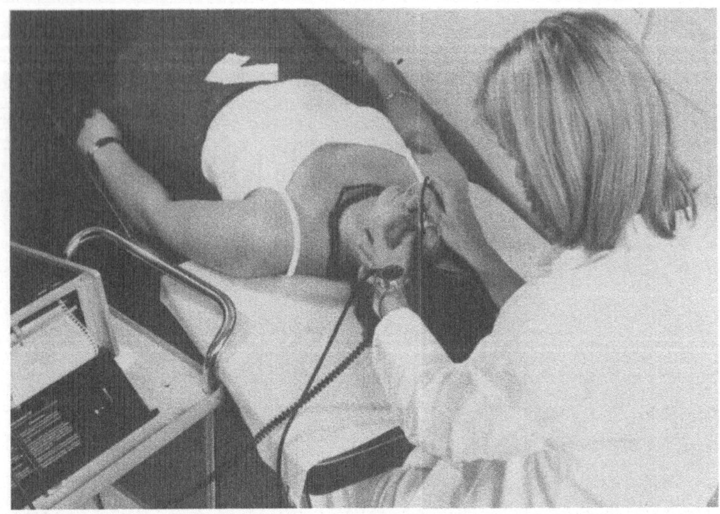

Abb. 65. Bequemer Sitz des Untersuchers. Die Tonographistin hat die Ellenbogen auf der Untersuchungsbank abgestützt und sitzt in bequemer Haltung ohne Verkrampfung oder Ermüdung. Sie kann die Augen des Patienten beobachten, hat die Armbanduhr im Blickfeld und das Tonographiegerät (links) in Reichweite

tersuchungstisch abgestützt. In Sichtweite befindet sich das Tonographiegerät, in bequemer Reichweite der Fußschalter. Die Armbanduhr ist so eingestellt, daß sie leicht abgelesen werden kann (Abb. 65). Das Fixierlicht für den Patienten soll durch den Tonographisten mühelos zur Seite und nach oben verschoben werden können, um eine Heterophorie auszugleichen (Abb. 66).

7.7. Heterophorie

Als Heterophorie bezeichnet man die Abweichung eines Auges, die dann eintritt, wenn man den beidäugigen Sehakt unterbricht. Durch das Aufsetzen des Tonometers auf die Hornhaut tritt diese Unterbrechung des beidäugigen Fixierens ein. Es kann dann leicht geschehen, daß das zu untersuchende Auge allmählich nach außen

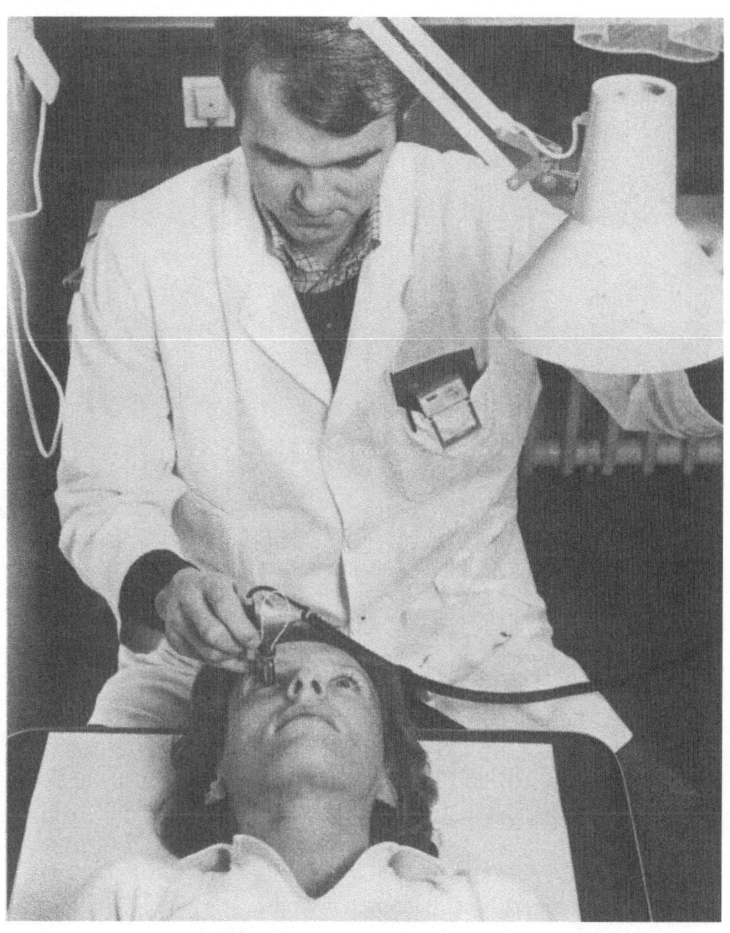

Abb. 66. Richtige Anordnung der Fixierlampe. Das Fixierlicht rechts oben im Bild befindet sich in bequemer Reichweite des Untersuchers. Bei Verdecken des rechten Auges durch das Tonometer wird ein bisher verborgenes Auswärtsschielen manifest. Der Untersucher korrigiert die Stellung der Augen, indem er das Fixierlicht so weit nach links, vom Patienten verschiebt, bis das vom Tonometer verdeckte rechte Auge nun senkrecht steht (Ausgleich der Heterophorie, s. Kap. 7.7). Erst dann wird das Meßkörperchen auf die Hornhaut gesenkt und die Tonographie begonnen. Fehler: Der Tonographist trägt einen „Piepser" (Kap. 8)

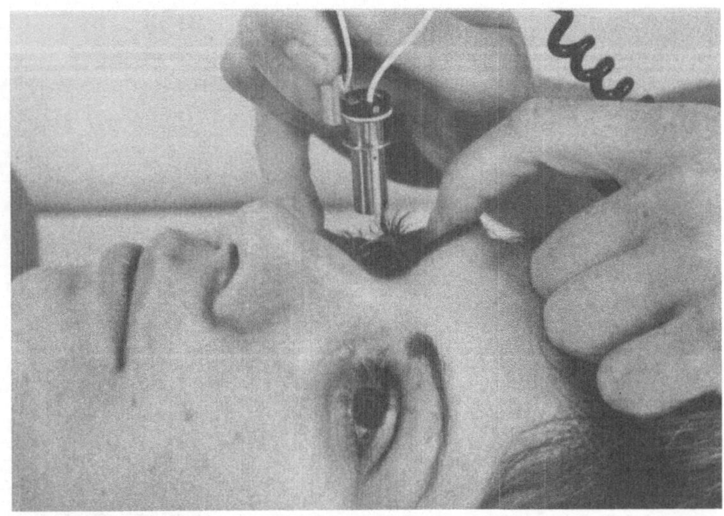

Abb. 67. Vor der Tonographie wird das Meßkörperchen über das zu untersuchende Auge gehalten, um zu prüfen, ob bei Verdecken dieses Auges ein bisher verborgenes Schielen manifest wird. In dieser Zeit prüft man gleichzeitig, ob der Patient genügend entspannt ist und seine Augen ruhig hält. Beginn der Tonographie erst nach Ausgleichen einer Heterophorie (s. Abb. 66 und Kap. 7.7) und bei Beruhigung des Patienten

oder innen abweicht und das Tonometer deshalb nicht mehr senkrecht auf der Hornhaut steht. Da diese Abweichungstendenz eines verdeckten Auges bei vielen Menschen vorkommt, soll man in jedem Fall vor Beginn der Tonographie prüfen, ob dies zu erwarten ist. Man hält hierzu das Tonometer einige Sekunden über das zu untersuchende Auge, ohne es auf die Hornhaut aufzusetzen (Abb. 67) und beobachtet, ob das Auge nun abweicht. Die Abweichung kann dann durch die Verlagerung des Fixationspunktes ausgeglichen werden.

Beispiel: Man findet beim Verdecken des rechten Auges durch Darüberhalten des Tonometers, daß das Auge in wenigen Sekunden nach außen abweicht (Exophorie). Nun bringt man das Fixierlicht für das linke Auge bei weiterhin verdeckt gehaltenem rechten Auge so weit nach links, bis das rechte Auge auch im verdeckten Zustand senkrecht nach oben steht (Abb. 66). Erst dann darf man das Meßkörperchen aufsetzen. Oft ist diese Abweichung nur beim Verdekken eines Auges sichtbar, aber bei unverdeckten Augen nicht sichtbar. Man muß die eben geschilderte Probe also stets vor Beginn der Tonographie ausführen und das Fixierlicht dann in der Stellung belassen, die man erprobt hatte.

7.8. Tränen abtupfen

Wenn das zu untersuchende Auge stark tränt, kann man überschüssige Tränen mit einem Tupfer aufsaugen, damit diese nicht über die Schläfe herunterlaufen und den Patienten irritieren oder sich zwischen Zapfen und Zylinder des Tonometers hochsaugen.

7.9. Bitte das Auge nicht reiben!

Man erklärt dem Patienten, daß er in den ersten 20 min nach der Tonographie das Auge nicht berühren darf, insbesondere nicht mit dem Taschentuch oder mit den Händen reiben darf. Die Anaesthesie und die Tonographie lockern das Hornhautepithel auf. Der Patient sieht nach der Untersuchung durch die Eindellung der Hornhaut ein wenig verschwommen. Er möchte deshalb das Auge mit den Händen oder mit dem Taschentuch reiben, um das Sehen zu verbessern. Wegen der noch fortdauernden Betäubung der Hornhaut kann aber durch das Reiben leicht eine Abschürfung der Hornhaut entstehen, die nach dem Abklingen der Betäubung außerordentlich schmerzhaft ist und in der Regel zu Vorwürfen gegen den Tonometristen führt. Man muß deshalb den Patienten am Ende der Tonographie nochmals und wiederholt daran erinnern, daß er die Augen nicht berühren und nicht reiben darf. Man sagt ihm besser auch vor der Untersuchung, daß er vorübergehend etwas schlechter sehen wird.

7.10. Vorsicht: Der Kranke bewegt sein Auge!

Man ermahnt den Patienten vor und während der Tonographie wiederholt, das Auge besonders ruhig zu halten, damit es sich nicht unter dem Tonometer verschiebt und die Hornhaut nicht verletzt

wird. Der Meßkopf muß stets sanft auf die Hornhaut gesetzt werden und darf dann nicht mehr bewegt werden. Man hält ihn probeweise erst einige Sekunden über die Hornhaut und prüft, ob der Patient das Auge ruhig hält. Falls er das nicht kann, unterläßt man die Tonographie besser. Falls er nach dem sanften Aufsetzen auf die Hornhaut Augenbewegungen ausführt, nimmt man den Meßkopf sofort weg, gibt nochmals ein Anaestheticum und versucht, unter beruhigendem Zureden erneut den Meßkopf aufzusetzen. Bewegt der Patient trotz genügender Betäubung das Auge weiterhin, so unterläßt man die Tonographie, denn sonst entsteht eine Hornhautabschürfung (Erosio), die äußerst schmerzhaft ist und zu langen Auseinandersetzungen zwischen dem Tonographisten und dem Patienten führt. Eine Erosio kann auch entstehen, weil fälschlich ein durch Herunterfallen beschädigter Senkstift verwendet wurde oder weil Reste von Äther zwischen Senkstift und Bohrung im Meßkopf vorhanden waren.
Eine Erosio ist unter allen Umständen zu vermeiden

7.11. Was tun bei Erosio?

Sollte trotz aller Vorsicht doch einmal eine Erosio vorgekommen sein, so wird der Patient dies nicht sofort bemerken, weil die Betäubung noch anhält. Da er aber kurze Zeit später erhebliche Schmerzen bekommen wird, ist es besser, ihn sogleich auf die Hornhautabschürfung hinzuweisen, ihm eine desinfizierende Salbe einzustreichen und einen Augenverband anzulegen. Man soll ihn auf die zu erwartenden Schmerzen hinweisen, ein schmerzbetäubendes Medikament („Kopfwehtablette“) zum Einnehmen mitgeben und ihn anweisen, zu Hause beide Augen geschlossen zu halten. Eine Erosio heilt im allgemeinen in 24 Stunden aus. Natürlich darf man das zweite Auge nicht tonometrieren oder tonographieren, wenn am ersten Auge eine Erosio entstanden ist. Die Untersuchung und Behandlung bei Erosio ist Sache des Facharztes.

7.12. Beim Aufstehen stützen

Nach der Untersuchung soll man dem Patienten beim Aufstehen helfen. Er soll sich zunächst nur aufsetzen und erst nach einiger Zeit aufstehen, wobei man ihn am Arm stützt, denn kreislauflabile oder ältere Menschen können beim plötzlichen Aufstehen schwindlig werden und stürzen.

7.13. Einäugige

Bei einäugigen Patienten oder bei Schwachsichtigkeit des einen Auges unterläßt man am besten die Tonographie. Solche Patienten haben ja während der Tonographie keine Möglichkeit, die Fixation zu halten und führen deshalb mit dem untersuchten Auge oft unregelmäßige Augenbewegungen aus, die eine unbrauchbare Tonographiekurve ergeben (Abb. 62) und außerdem die Gefahr einer Hornhautabschürfung am einzigen Auge mit sich bringen. Der Tonographist muß versuchen, mit dem Meßkörperchen und seiner Hand einer Augenbewegung zu folgen, um eine Erosio zu vermeiden. Falls die Augenbewegungen zu stark sind oder zu unregelmäßig und die Gefahr besteht, daß das Auge sich unter dem Meßkopf bewegt, muß man die Tonographie unbedingt abbrechen. Falls wirklich eine Tonographie bei einem Einäugigen unvermeidlich ist, kann man sich helfen, indem man den Patienten seine Hand ausstrecken und an das Fixierlicht fassen läßt und ihn während der Untersuchung stets beruhigend ermahnt, stets zu seinem Finger zu blicken, dessen Stellung er ja fühlt. Bei manchen Kranken gelingt es mit dieser Methode, trotz Einäugigkeit eine brauchbare Kurve zu erhalten, bei anderen nicht.

7.14. Tageszeit

Es gibt keine allgemein beste Tageszeit für die Tonographie. Wenn die Glaukomdiagnose fraglich ist, führt man die Tonographie am besten aus, wenn der Anfangsdruck „im Verdachtsbereich" ist, also zwischen 20 und 23 mmHg, nicht aber wenn der i. o. Druck etwa am späten Nachmittag spontan auf niedrige Werte sank. Wenn zwei Tonographiekurven miteinander verglichen werden sollen, zum Beispiel um die tonographischen Werte unter der einen Therapieform gegen die Werte unter einer anderen Therapieform abzuwägen, sollten beide Tonographien zur gleichen Tageszeit und im gleichen Zeitabstand nach der letzten Medikamentengabe ausgeführt werden.

7.15. Wie lange nach der letzten Medikamentengabe?

Tonographie 1–2 Stunden nach der Gabe von drucksenkenden Medikamenten bringt im allgemeinen ebenso wenig Information wie die Druckmessung zu dieser Zeit. Ein normaler Druck oder ein normaler Abflußwiderstand besagen dann nicht, daß mit dem Medikament der Druck reguliert ist. Wenn die Tonographie ausgeführt wird, um die Güte der medikamentösen Einstellung zu prüfen, so würde ich sie an den „Nahtstellen" vornehmen, also gerade ehe wieder Medikamente fällig werden.

7.16. Darf der Patient nach der Tonographie einen PKW lenken?

Wegen der leichten Sehverschlechterung nach der Tonographie soll man dem Kranken sagen, er möge sich nach Möglichkeit von einer anderen Person in die Klinik bringen lassen, damit er danach seinen Kraftwagen nicht selbst lenken muß. In jedem Fall darf der Patient erst heimfahren, wenn er wieder gut sieht.

7.17. Tonographie nach einer Operation am grauen Star

Im allgemeinen sollte man frühestens 6 Wochen nach einer Staroperation tonographieren, wenn das Auge reizfrei ist.

7.18. Haftschalenträger

Hornhauthaftschalen soll der Patient wenigstens 24 Stunden vor der Untersuchung weglassen und sie erst einen Tag nach der Tonographie wieder einsetzen.

7.19. Der Druck sinkt am zweiten Auge

Am zweiten Auge sinkt nicht selten der Druck während der Tonographie des ersten Auges um etwa 2 mmHg ab. Es gibt hierfür verschiedene Erklärungsversuche, von denen keiner eindeutig überzeugend ist: Austrocknen der Hornhaut, erhöhte Muskeltätigkeit der Augenmuskeln am fixierenden Auge, seelische Entspannung. Wahrscheinlich handelt es sich hierbei nur um eine Änderung der Kammerwasserproduktion, aber nicht des Abflußwiderstandes. In der Praxis sollte man nach Möglichkeit nicht die Tonographie des zweiten Auges sofort an die des ersten Auges anschließen. Für den Patienten ist es viel angenehmer, wenn er sich zwischen den beiden Untersuchungen ein wenig bewegen kann. Auch psychologisch ist es viel besser, wenn man ihm sagt, die Untersuchung des ersten Auges sei nun fertig, er könne jetzt blinzeln, den Kopf bewegen, sich aufsetzen und seine Glieder strecken. Bis alle Vorbereitungen zur Tonographie des zweiten Auges beendet sind, werden im allgemeinen 10 min vergangen sein, die ausreichen, um die Druckänderung des zweiten Auges wieder abklingen zu lassen. In jedem Fall muß man vor Beginn der Tonographie des zweiten Auges den Druck noch einmal mit dem Applanationstonometer messen, wie man dies am ersten Auge getan hat.

7.20. Die Rigiditätsmessung

Falls die Rigidität des Auges nicht bekannt ist (Kap. 13), mißt man am sitzenden Patienten mit dem Applanationstonometer von GOLDMANN oder dem Handapplanationstonometer von DRAEGER oder PERKINS und anschließend am liegenden Patienten mit dem Schiötztonometer (5,5 g), wozu man auch das elektronische Tonometer (5,5 g Gewicht) verwenden kann. Wenn die Differenz zwischen beiden Messungen ± 2 mmHg oder weniger ist, gilt die Rigidität als normal. Wenn die Differenz ± 3 bis ± 5,5 mmHg beträgt, sollte man die Befunde zu einer anderen Zeit überprüfen und bei Bestätigung dieser großen Differenz die Tonographiekurve nur mit Reserve bewerten. Ist die Differenz ± 6 mmHg oder mehr, so pflege ich die Tonographie nicht auszuführen bzw. die Kurven nicht zu verwerten. Näheres zur Rigidität in Kap. 13.

8. Das Tonographiezimmer

Das Tonographiezimmer soll ruhig sein, kein Telefon enthalten und während der Untersuchung von anderen Menschen nicht betreten werden, da dies bei dem Untersuchten sonst eine Blickbewegung auslösen kann und für Arzt und Patient gleich irritierend ist. Am besten schließt man die Tür ab und bringt eine Warntafel außen an: „Tonographie! Bitte nicht stören!", sonst wird man durch Klopfen oder Rufen gestört. Auch die drahtlosen Rufgeräte („Piepser"), die in manchen Kliniken von jedem Mitarbeiter getragen werden, sollten abgelegt werden, da das plötzliche Geräusch erschrecken und den Verlauf der Tonographie stören kann.

Die Liege sollte bequem sein und möglichst kein hohes Kopfpolster haben, so daß der Patient nicht durch ein Kopfpolster gezwungen ist, das Kinn an die Brust zu ziehen.

Der Untersucher sitzt bequem hinter dem Patienten, hat die Ellenbogen abgestützt und die Geräte so aufgestellt, daß er das Tonographiegerät und den Patienten gut beobachten kann, wie im vorigen Kap. 7 beschrieben wurde.

Als **Fixationspunkt** pflegt man bei der Tono*metrie*, die ja nur sehr kurz dauert, einen Finger des ausgestreckten Armes des Patienten zu nehmen. Für eine 7 min dauernde Tono*graphie* ist dies nicht zu empfehlen, weil die meisten Menschen den Arm nicht so lange ausgestreckt halten können. Man sollte also eine Fixierlampe in etwa 1 m Abstand über dem Kopf des Patienten anbringen, die seitlich, fußwärts und kopfwärts verschieblich ist, so daß man eine Abweichung des Auges des Patienten ausgleichen kann. Das Fixierlicht sollte klein sein und nicht blenden.

Der Arzt muß in der Lage sein, im Sitzen und während er den Tonometermeßkopf auf oder über das Auge des Kranken hält, das Fixierlicht so zu verschieben, daß er eine Heterophorie ausgleichen kann (Kap. 7). Das Licht darf also nicht zu hoch befestigt sein. Man kann natürlich auch ein Fixierkreuz an die Decke über den Patienten projizieren, indem man eine verstellbare Lampe an der Liege anbringt.

9. Tonographie mit dem mechanischen Schiötz-Tonometer? Die Vorteile der elektronischen Tonometer und der Kurvenschreiber

In den vorigen Abschnitten könnte es scheinen, als ob man für die Tonographie nach GRANT nur die Zeigerausschläge zu Beginn der Tonographie und nach 4 min zu kennen brauche, für meinen Tonographietest zusätzlich den Zeigerausschlag nach 3 min und 7 min. Warum sollte dafür nicht das einfache mechanische Tonometer genügen?

Die Tonographie mit dem mechanischen Schiötz-Tonometer ist grundsätzlich möglich, bringt aber so viele Irrtumsmöglichkeiten mit sich, daß man damit wieder annähernd zur Stufe der vortonographischen Kompressionsteste zurückkehrt. Der Schwerpunkt des mechanischen Schiötz-Tonometers liegt zu hoch. Es ist deshalb schwer, das Instrument 4 oder 7 min lang senkrecht ruhig auf dem Auge zu halten.

Die Skala ist viel kleiner als am elektronischen Tonometer, weshalb man sich beim Ablesen viel leichter irrt. Ein Viertel-Teilstrich ist am mechanischen Schiötz-Tonometer kaum abzulesen, selbst halbe Teilstriche müssen geschätzt werden. Fehlablesungen von $^1/_2$ Teilstrich bedingen aber bereits erhebliche Fehler der Ergebnisse. Irrt man sich beim Ablesen des Anfangs- und Endwertes der Tonographie von 4 min um nur $^1/_2$ Skalenteil, so findet man bei einem Anfangswert der Tonographie von 5,5/5,5 g und einem Endwert der Kurve nach 4 min von 8,5/5,5 g für C = 0,40 oder C = 0,15, je nach der Richtung des Ablesefehlers, während der wahre Wert C = 0,26 wäre, normale Rigidität und richtiges Ablesen vorausgesetzt.

Ferner ist die Reibung im mechanischen Schiötz-Tonometer viel stärker als im elektronischen Tonometer. Erst das Schreiben einer Kurve gestattet die genaue Beurteilung, ob die Pulsschwankungen

während der gesamten Tonographiedauer vorhanden waren, ob sich also der Zapfen frei im Zylinder bewegte. Auch die Dokumentation der Kurve ist ein Vorteil für Glaukomkranke, deren Behandlung meist über Jahre hin verfolgt werden muß.
Deshalb ist das mechanische Schiötz-Tonometer nur ein Notbehelf für die Tonographie, dem viele Vorteile der elektronischen Geräte fehlen.

10. Welche Kranken soll man nicht tonographieren?

Man unterläßt die Tonographie, wenn eine Hornhautabschürfung zu erwarten ist, weil der Kranke nervös, unruhig oder besonders ängstlich ist, ferner wenn er ein Augenzittern (Nystagmus) hat. Einen Kranken mit Husten soll man nicht tonographieren, weil er durch die Hustenstöße das Tonometer auf der Hornhaut verschiebt und Hornhautabschürfungen entstehen können. Wegen der Infektionsgefahr soll man bei allen Entzündungen der Bindehaut und Hornhaut die Tonographie unterlassen. In Zeiten einer epidemischen Keratokonjunktivitis schränkt man ohnehin alle Druckmessungen auf das äußerst Nötige ein und unterläßt die Tonographie völlig, weil der Patient sonst eine spätere Infektion der Hornhaut, auch wenn sie mit der Tonographie vielleicht nichts zu tun hat, vermeintlich auf diese zurückführen wird. Auch wenn eine Bläschenerkrankung (Herpes) im Gesicht oder an den Lippen sichtbar ist, führt man keine Tonographie aus. Schließlich soll man diese Untersuchung bei sonstigen abnormen Hornhautbefunden nicht ausführen, weil die Tonometerwerte dann unzuverlässig sind und dementsprechend auch die Tonographie nicht verwertbar ist, also bei Epithelödem der Hornhaut oder Hornhautnarben oder bei Keratokonus. Bei einer Unempfindlichkeit der Hornhaut durch Ausfall des Trigeminusnervs darf man nie tonographieren. Erosionen können sehr leicht entstehen, weil der Kranke nicht durch Schmerzen gewarnt wird und heilen schlechter als bei gesundem Trigeminusnerv.

11. Welche Fragen des Kranken kann der Tonographist beantworten?

Der glaukomkranke Laie hat keine Vorstellung von den Grenzen der einzelnen Untersuchungsmethoden. Er meint vielleicht, man könne mit einem einzigen Simsalabim schwierige Diagnosen stellen oder verwerfen. Der Laie versucht außerdem nicht selten, die Auskünfte der Helfer des Arztes gegen dessen Ratschläge abzuwägen und vielleicht auch auszuspielen. Der Tonographist soll deshalb sich vor dem Fehler hüten, aus einer Tonographiekurve eine Krankheit diagnostizieren zu wollen.

Auf Fragen wie „Habe ich nun doch Glaukom?" oder „Ist die Kurve normal?" folgen mit Sicherheit weitere Überlegungen des Kranken, wie zum Beispiel „Wenn sie also normal ist, bin ich gesund und hätte nicht behandelt werden dürfen!" oder „Wenn die Kurve nicht normal ist, hätte ich doch längst behandelt werden müssen!" Deshalb empfehle ich, wahrheitsgemäß auf alle Fragen nur die eine Auskunft zu geben und diese auch im Wortlaut gleichbleibend zu wiederholen: „Wir müssen die Kurve zunächst auswerten. Nur der Arzt kann die Befunde im Rahmen aller sonstigen Daten abwägen und Ihnen entsprechend Auskunft geben." Aus dem Einzelbefund einer Kurve darf man keine zu weitreichenden Schlüsse ziehen (Kap. 20).

12. Technische Fehler

Die häufigsten **Fehler bei der Handhabung** entstehen durch das Vernachlässigen der in den vorstehenden Kapiteln beschriebenen Ratschläge. Sie seien noch einmal kurz genannt:

Der Meßkopf steht nicht senkrecht und zentral auf der Hornhaut.

Das Auge blickt nicht senkrecht nach oben.

Das Kinn ist angezogen, deshalb ist der obere Rand der Augenhöhle im Wege.

Die Lider sind nicht genügend gespreizt und berühren das Tonometer, oder beim Spreizen der Lider wird auf das Auge gedrückt.

Die Handhalterung des Meßkopfes muß in dessen Mitte sein, so daß er frei auf der Hornhaut steht. Wenn die Halterung zum unteren Ende des Meßkopfes vorrückt, kann man leicht fälschlich auf das Tonometer und damit auf das Auge drücken. Rutscht die Handhalterung an das obere Ende des Meßkopfes, so kann es vorkommen, daß dieser leicht angehoben wird und nicht mit seinem ganzen Gewicht auf der Hornhaut ruht (Kap. 7).

Der Tonometerzapfen ist nicht reibungsfrei beweglich, wenn Tränen zwischen Zapfen und Zylinder eingesaugt werden oder wenn der Zapfen nicht nach jeder Benutzung gereinigt wurde.

Der Patient ist nicht entspannt, hält den Atem an oder versucht, ein Auge zuzukneifen.

Ein häufiger Anfängerfehler ist, mit dem Finger, der Hand oder dem Kopf zwischen das fixierende Auge und das Fixierlicht zu kommen. Der Patient sieht das Licht nicht mehr und hält deshalb sein untersuchtes Auge nicht ruhig (Kap. 7, Abb. 60 und 61).

Wenn man den Patienten vor Beginn der Untersuchung richtig lagert, ihm den Hergang der Untersuchung und das Fixieren mit dem nicht untersuchten Auge erklärt und während der ganzen Zeit beru-

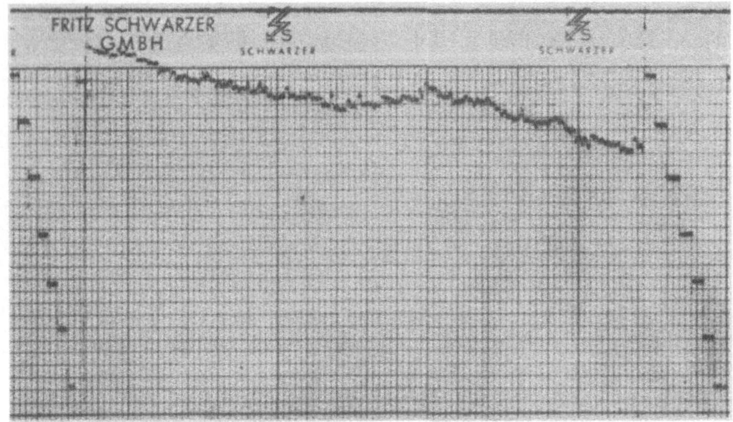

Abb. 68. Fehler: Die Tonographie beginnt oberhalb der Kalibrierung, der Kurvenanfang ist nicht auswertbar. Ursache: Druck vor der Tonographie fälschlich zu niedrig gemessen. Abhilfe: Tonographie sofort unterbrechen, Kalibrierung neu schreiben entsprechend dem wirklichen i. o. Druck, so daß die Kurvenschreibung ein wenig unterhalb des oberen Papierrandes beginnt

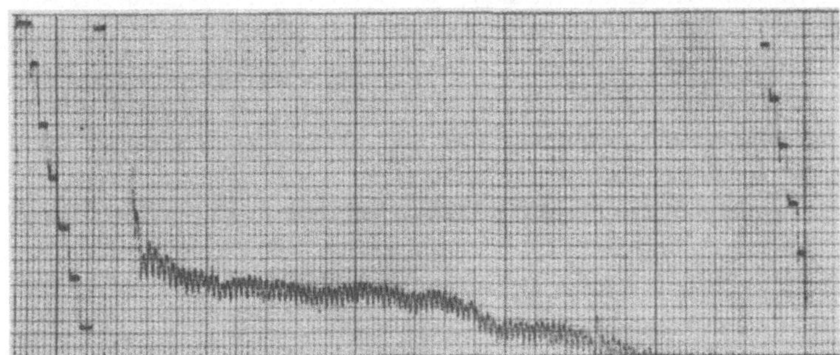

Abb. 69. Fehler: Die Tonographiekurve beginnt fälschlich nahe dem unteren Papierrand. Nur der Anfang der Tonographiekurve wäre ablesbar, nach 3 min ist die Kurve außerhalb des Papierbandes. Ursache: Druck vor Tonographiebeginn fälschlich zu hoch gemessen. Abhilfe: Tonographie sofort unterbrechen, Kalibrierung neu schreiben entsprechend dem i. o. Druck, sodaß die Kurvenschreibung ein wenig unterhalb des oberen Papierrandes beginnt. Die in Abb. 68 und 69 gezeigten Fehler sind mit dem Tonographiegerät der Fa. Grünenthal nicht möglich

higend auf ihn einwirkt, lassen sich alle Fehler der Handhabung leicht vermeiden.

Technische Fehler am Gerät können nach eigener Erfahrung an dem Tonographen 720 D/DW von der Fa. Grünenthal kaum vorkommen, wenn man die Justierung beachtet, einen genügenden Papiervorrat zu Beginn der Tonographie im Gerät hat und wenn man das Registrierpapier ein wenig herauszieht, damit es sich bei dem Vorlauf der Papierrolle nicht über die Vorratsrolle wieder zurückwickelt.

Am Schwarzer-Tonographen sind mehr Fehlermöglichkeiten vorhanden. Die Justierung ist wesentlich schwieriger. Man kann den Schreibhebel beschädigen, wenn man beim Justieren den Knopf für das Blocken nicht gedrückt hat und der Schreibhebel stark hin und her schlägt. Die Spreizung kann zu stark oder zu gering gewählt sein. Wenn die Schreibung fälschlich oberhalb des Papierrandes beginnt, wo noch keine Eichstufen geschrieben wurden (wenn der Druck zu Beginn der Tonographie also höher ist als man durch die vorausgegangene Messung meinte), läßt sich die Kurve nicht auswerten (Abb. 68). Bemerkt man diesen Fehler sogleich bei Beginn der Tonographie, so bricht man diese ab und richtet das Gerät auf den richtigen Druckbereich aus. Ebenso verfährt man, wenn man den Druck zu hoch gemessen hat und die Schreibung nun erst in der Mitte des Papierbandes statt richtig: ein wenig unterhalb des oberen Papierrandes beginnt (Abb. 69).

An beiden Geräten ist der Meßkopf mit seinen Drahtverbindungen besonders vorsichtig zu behandeln. Es handelt sich ja um einen Teil eines elektronischen Präzisionsgerätes. **Die Drähte dürfen nicht geknickt oder gezerrt werden, der Stempel darf nicht hinfallen, die Bohrung im Meßkopf und am Stempel müssen nach jeder Messung sorgfältig gereinigt werden.**

Am Schwarzer-Gerät entstehen Beschädigungen durch Abknicken der Drähte am oberen Ende des Meßkopfes.

13. Fehler durch abnorme Rigidität

Als Rigidität bezeichnet man die Dehnbarkeit der Augenhüllen. Dieser Faktor geht in die Berechnung der C-Werte mehrfach mit ein, weshalb die Tabellen der C-Werte, die ja für Augen mit normaler Rigidität berechnet sind, bei abnormer Rigidität besonders starke Fehler ergeben.
Man kann die Rigidität klinisch zu messen versuchen, indem man eine Messung mit dem Applanationstonometer (GOLDMANN, PERKINS, DRAEGER) am sitzenden Patienten mit einer Messung mit dem Schiötz-Tonometer (5,5 g-Gewicht) am liegenden Patienten vergleicht. Wenn die Differenz zwischen beiden Messungen im Bereich ± 2 mmHg liegt, gilt die Rigidität als „normal", obgleich sie streng genommen nur dann normal wäre, wenn beide Werte genau gleich sind.
Die Applanationstonometrie mißt den i. o. Druck ohne den störenden Einfluß der Rigidität, weil dabei keine nennenswerte Volumenverdrängung entsteht. Bei der Schiötz-Tonometrie dagegen, also auch bei der Messung mit dem elektronischen Tonometer, wird die Hornhaut eingedellt, also ein Volumen entsprechend dieser Delle verdrängt und die Augenhüllen gedehnt, weil Flüssigkeiten nicht komprimierbar sind und die Delle nur dann entstehen kann, wenn die Augenhüllen ein wenig nachgeben können. Die Eichtabellen gelten nur für Augen mit normaler Dehnbarkeit der Augenhüllen, d. h. mit normaler Rigidität. Wenn bei Myopie die Hüllen dehnbarer als normal sind, die Rigidität also erniedrigt ist, so dellt der Zapfen das Auge viel tiefer ein, ehe er von dem Gegendruck im Augeninnern getragen wird. Der Zeigerausschlag ist also größer als bei einem Auge von normaler Rigidität, d. h. der aus der Eichtabelle abgelesene Druck ist tiefer als der Wirklichkeit entspricht. Man

übersieht also leicht bei Schiötz-Tonometrie ein Glaukom bei myopen Augen, bei denen die Sklera dünner und dehnbarer als normal ist.
In einem Vergleich kann man sich das bildhaft leicht vorstellen: Wir nehmen einen Kinderball aus Gummi und einen Luftballon. In beiden haben wir den gleichen Innendruck. Stellen wir einen Stab, der z.B. 100 g wiegt auf den Kinderball, so entsteht eine kleine Delle. Stellen wir ihn auf den Luftballon mit der dehnbareren Hülle, so entsteht eine viel größere, tiefere Delle. Der Kinderball entspricht dem Auge mit normaler Rigidität, der Luftballon dem myopen Auge. Der Zeigerausschlag 4,0 mit dem 5,5 g-Gewicht des Schiötz-Tonometers bedeutet also nur bei normaler Rigidität 20 mmHg. Bei erniedrigter Rigidität, wie sie bei Myopie oft vorliegt, würde er wesentlich mehr bedeuten. z.B. 26 oder 28 mmHg.
Daraus folgt, daß man den Augeninnendruck nur mit dem Applanationstonometer korrekt mißt. Wenn man ein Impressionstonometer anwenden muß (mechanisches Schiötz-Tonometer oder elektronisches bei dem Tonographiegerät), muß man sich vergewissern, daß die Rigidität im Normbereich ist. Als Normbereich kann man wegen der Ablesefehler, die bei jeder Messung vorkommen können, einen Differenzwert zwischen Applanations- und Schiötz-Tonometer von ± 2 mmHg ansehen.
Alle klinischen Meßmethoden der Rigidität sind unsicher. Auch der geübteste Beobachter mißt bei wiederholten Kontrollen mitunter scheinbare Schwankungen der Rigidität, die der Wirklichkeit sicher nicht entsprechen. Glücklicherweise findet man an den meisten nicht-myopen Augen bei wiederholter Messung eine normale Rigidität, d.h. Schwankungen im Bereich ± 2 mmHg.
Für meine statistischen Berechnungen der Grenzwerte bei der Tonographie nahm ich Augen von gesunden Personen mit Refraktionen von ± 3 dpt und einer Rigidität von ± 2 mmHg Differenz zwischen Applanation und Schiötz-Tonometrie. Die Streuung, die durch Unterschiede in diesen Grenzen vorkommt, ist also in der Berechnung der Grenzwerte mitenthalten und die Grenzwerte gelten für solche Augen. Falls die Refraktionsfehler mehr als ± 3 dpt sind oder falls der Differenzwert größer als ± 2 mmHg ist, gelten meine Grenzwerte nicht. Bei abnormer Rigidität gelten aber auch die Schiötz-Tabellen und die Tabellen für die C-Werte nicht.

Bei gesteigerter Rigidität findet man aus den für normale Augen berechneten Tabellen zu große Werte für C und P_0, was fälschlich ein Hypersekretionsglaukom vermuten läßt (erhöhter Augeninnendruck bei normalem Abflußwiderstand). Bei erniedrigter Rigidität, wie z. B. oft bei Myopie, findet man C und P_0 mit dem Impressionstonometer zu klein, man glaubt also, ein Auge mit normalem Innendruck aber gesteigertem Abflußwiderstand vor sich zu haben. Ein solcher Befund muß uns unbedingt veranlassen, die Rigidität zu verschiedenen Tageszeiten wiederholt zu messen und das Gesichtsfeld besonders sorgfältig zu prüfen. Dieser Befund kommt bei kurzsichtigen Augen mit Glaukom vor, das mit der Schiötz-Tonometrie allein leicht übersehen wird und dessen wahrer i. o. Druck nur mit dem Applanationstonometer meßbar ist.

Ein Beispiel von GLOSTER mag die erheblichen Irrtümer zeigen, die durch abnorme Rigidität vorkommen können: Ändert sich der Druck bei der Tonographie in 4 min von 6/5,5 g auf 8,5/5,5 g, so bedeutet dies bei normaler Rigidität, daß P_0 = 14,5 mmHg und C = 0,20 sind. Bei erniedrigter Rigidität dagegen kann es bedeuten, daß dem Zeigerausschlag 6/5,5 g ein Applanationsdruck von P_0 = 18 mmHg entspricht und C in Wirklichkeit 0,35 wäre, dagegen bei erhöhter Rigidität kann es einen Augeninnendruck P_0 von 9,5 mmHg und C = 0,12 bedeuten.

Wir können also Augen mit Differenzwerten von ± 3–5 mmHg nur sehr bedingt tonographisch beurteilen. Bei erniedrigter Rigidität werden zu niedrige Augeninnendruckwerte und zu kleine C-Werte gefunden, Glaukom wird also mit dem Impressionstonometer leicht übersehen.

Bei Differenzen zwischen Applanationstonometrie zu Schiötz-Tonometrie von ± 6 mmHg oder mehr sollte man die Tonographie unterlassen oder die Kurve nicht beurteilen.

Es wurden Tabellen für die C-Werte bei Augen mit abnormer Rigidität berechnet, doch ist die Messung der Rigidität so unsicher, daß ich den Gebrauch solcher korrigierter Tabellen nicht empfehle, sondern die Anwendung der Tonographie bei abnormer Rigidität unterlasse.

Schon FRIEDENWALD wies auf die enorme Ungenauigkeit der klinischen Rigiditätsbestimmung nach seiner Methode hin (1954): Ein Ablesefehler des Schiötz-Tonometers von $^1/_2$ Skalenteil bei jeder

der beiden Vergleichsmessungen kann einmal einen i.o. Druck von 5 mmHg, das andere Mal von 26 mmHg vortäuschen. Die Irrtumsmöglichkeiten bei anderen klinischen Meßmethoden (Vergleich Schiötz 5,5 im Liegen: Applanationstonometer im Sitzen) sind zwar geringer, aber doch noch so enorm, daß mir die Tabellen für C-Werte bei abnormer Rigidität nutzlos erscheinen, denn sie setzen ja eine genau meßbare Rigidität voraus.

14. Fehler bei dem Lesen der Kurve

Man betrachtet zunächst die Kurve, ob sie technisch einwandfrei ist. Sie soll einen glatten Verlauf ohne Stufen zeigen und durchwegs die pulsatorischen Schwankungen aufweisen (Abb. 70). Wenn diese Schwankungen fehlen, so zeigt dies an, daß der Zapfen nicht frei im Zylinder beweglich war. Bemerkt man dies während der Tonographie, so unterbricht man, nimmt den Zapfen heraus und reinigt ihn sowie den Zylinder mit Äther und beginnt erst nach 30 min erneut. Das Fehlen der Oszillationen trotz guter Reinigung zeigt eine Reibung aus anderen Gründen an, z. B. bei schräger Haltung des Meß-

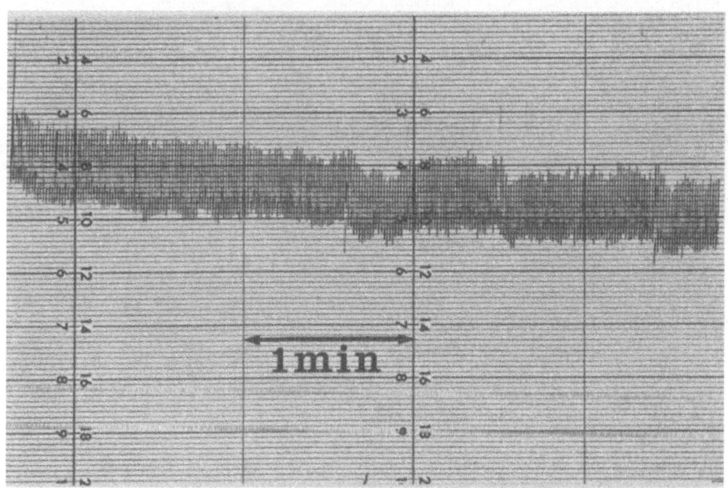

Abb. 70. Sehr gleichmäßige Tonographiekurve (Ausschnitt) eines 28jährigen gesunden Mannes. Ausgeprägte pulsatorische Druckschwankungen

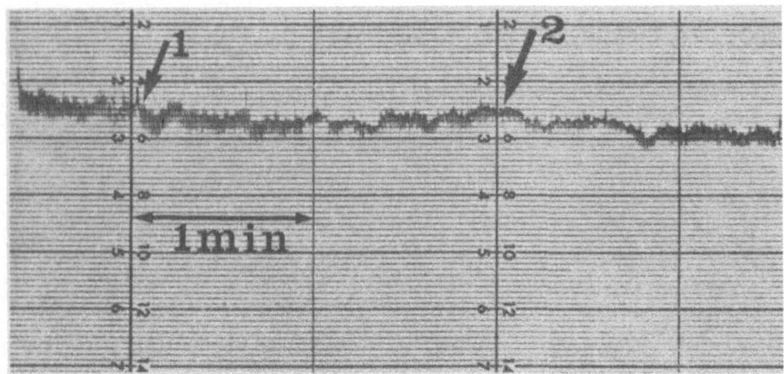

Abb. 71. Tonographiekurve mit sehr kleinen pulsatorischen Schwankungen, aber ausgeprägten respiratorischen Druckschwankungen (1) und vasomotorischen Schwankungen (2)

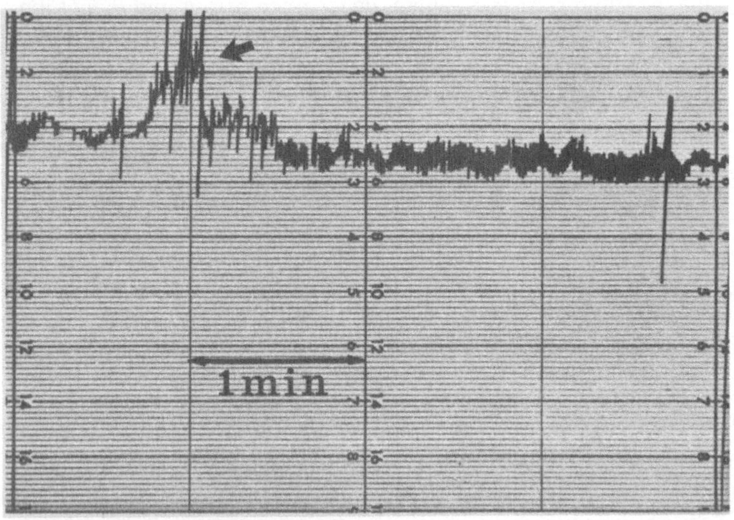

Abb. 72. Fehler während der Tonographie: Tonographiekurve eines 29jährigen Patienten mit Pigmentglaukom. Der Pfeil kennzeichnet eine Gruppe Zeigerausschlägen, die durch den Versuch entstanden, die Lider zu schließen. Ursache: Ungenügende Betäubung der Hornhaut oder Nervosität. Ganz genauso sehen unregelmäßige Druckschwankungen bei Hustenstößen oder bei akustischen Störungen (Telefon klingelt, Klopfen an der Tür, etc.) aus

kopfes oder bei mechanischen Schäden. Verminderte Oszillationen kommen bei schlechter Durchgängigkeit der Halsschlagader (A. carotis) vor (Abb. 71).

Stufen in der Kurve entstehen, wenn der Zapfen völlig feststeckte und erst durch eine Rüttelbewegung am Meßkopf wieder freikam. In diesem Fall fehlen die pulsatorischen Oszillationen.

Unregelmäßige Zacken in der Kurve entstehen durch den Versuch, die Lider zu schließen (Abb. 72), durch Husten, durch Augenbewegungen oder selten durch Blutdruckanstiege bei Erschrecken, z.B. wenn ein Telefon klingelt oder an der Tür geklopft wird oder sonstige Unruhe im Raum entsteht. Wenn es sich um wenige (etwa bis zu 4) kurz dauernde (etwa 1 sec), unregelmäßige Zacken in der Kurve handelt, so kann man diese vernachlässigen, besonders wenn sie den sonstigen Kurvenverlauf offensichtlich nicht störten. Falls die Gesamtkurve durch wiederholte Störungen nicht mehr glatt ist, darf man sie nicht verwerten.

Keine Störungen stellen regelmäßige wellenförmige Druckschwankungen dar, die als vasomotorisch bedingte sog. Traube-Hering-

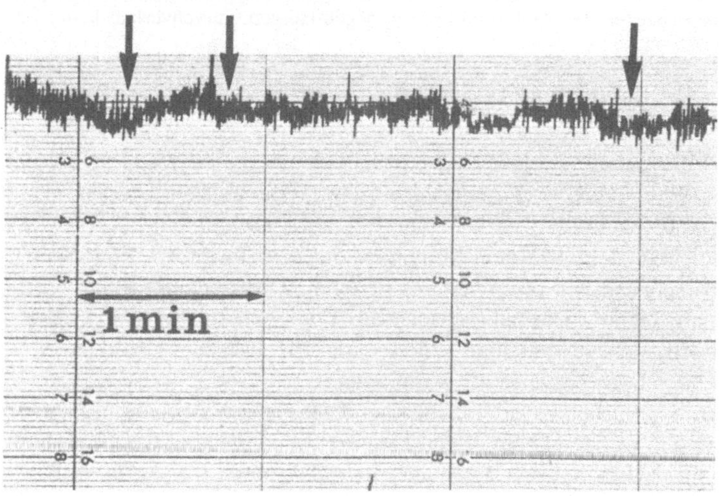

Abb. 73. Tonographiekurve eines 64jährigen Patienten mit Verdacht auf Glaucoma simplex. Ausgeprägte vasomotorische Druckschwankungen (Pfeile, Frequenz etwa alle 30 sec)

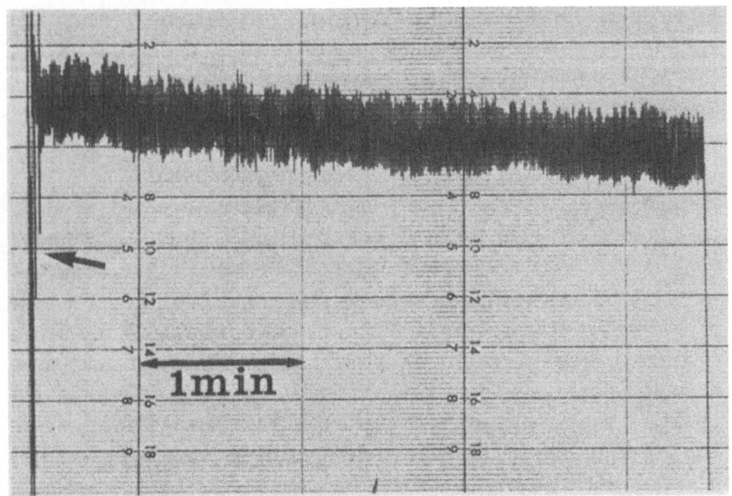

Abb. 74. Tonographiekurve eines 28jährigen Gesunden mit starken pulsatorischen Druckschwankungen. Der Pfeil markiert unregelmäßige Zeigerausschläge beim Aufsetzen des Tonometerkopfes auf die Hornhaut durch Nervosität des Untersuchten (Blinzeln). Diese Störung zu Beginn der Tonographie hat für den weiteren hier sehr regelmäßigen Kurvenverlauf keine Bedeutung

Wellen etwa alle 8–20 sec oder als atembedingte Wellen etwa alle 4–6 sec (Abb. 71) zusätzlich zu den pulsatorischen Schwankungen (Abb. 70 und 74) vorkommen. Bei der Auswertung der Kurve richtet man sich nach dem Mittelwert der pulsatorischen Schwankung, die ja praktisch ohne weiteres sichtbar ist und keiner langen Erklärung bedarf. Deshalb ist auch die Kurve für diesen Wert maßgebend, nicht die zufällige Ablesung der Höchst- oder Niedrigst-Werte der Digitalanzeige der Armbanduhr.

Auf die erheblichen Irrtümer bei fehlerhaftem Ablesen des Tonometers wurde in Kap. 9 hingewiesen. Auch die Kurve muß deshalb mit größter Sorgfalt ausgewertet werden, denn $^1/_2$ Skalenteil Fehlablesung bedingt schwerste Fehler in der Bewertung.

Der Arzt darf sich nicht blindlings auf die Auswertungen der Kurve durch seine Hilfskraft verlassen, sondern muß bei derem Anlernen

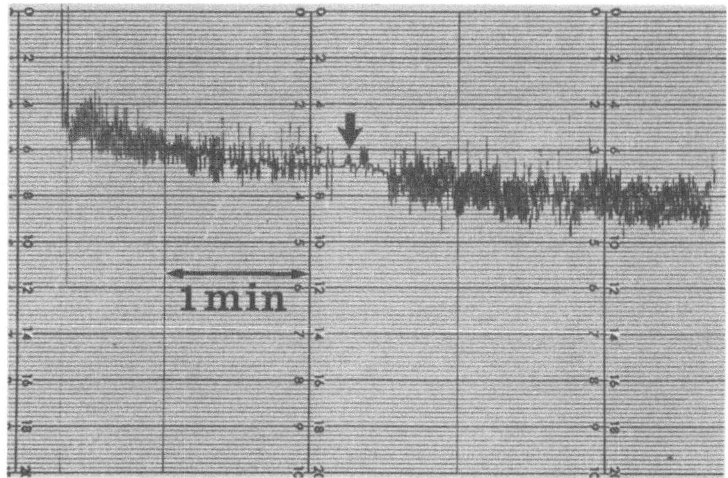

Abb. 75. Tonographiekurve bei einem einäugigen Patienten. Die Fixation kann während der Tonographie nicht gehalten werden. Der Pfeil bezeichnet unruhige Augenbewegungen, wodurch der Tonometerkopf auf der peripheren Hornhaut zu ruhen kommt und die Pulsschwankungen zeitweilig fast völlig verschwinden. Mehrere derartige Störungen machen eine Tonographiekurve unbrauchbar

wiederholt prüfen, ob ihre und seine Auswertung übereinstimmte und er muß diese Kontrolle auch später immer wieder erneuern. Weitere Beispiele der Tonographie zeigen die nachfolgenden Abb. 75–84.

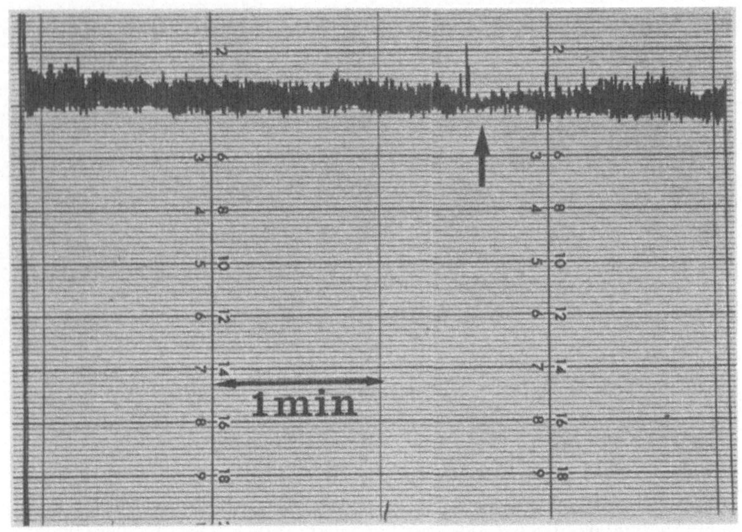

Abb. 76. Fehler: Tonographiekurve eines 60jährigen Patienten mit Glaucoma simplex, Therapie mit Miotica. Der Pfeil zeigt die zeitweilige Verminderung der pulsatorischen Druckschwankungen an, weil das Tonometer nicht mehr zentral auf der Hornhaut steht. Ursache: Patient fixiert unstet oder der Tonographist ist unachtsam und kommt mit dem Meßkopf auf die Hornhautperipherie. Beachte: Durch die kurze Störung ist der Verlauf der Tonographiekurve insgesamt nicht verändert. Wenn dies die einzige Störung bleibt, ist die Tonographiekurve dennoch auswertbar

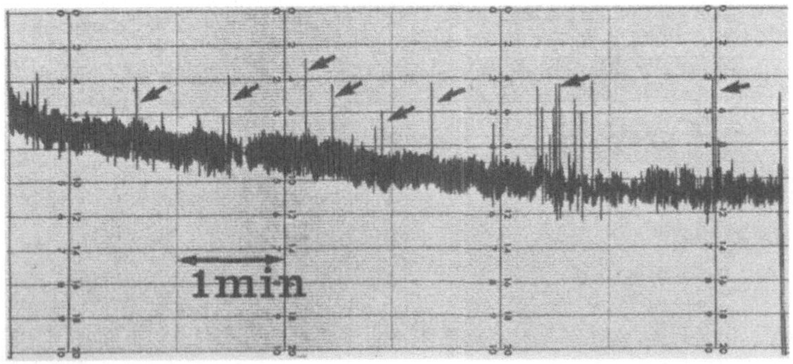

Abb. 77

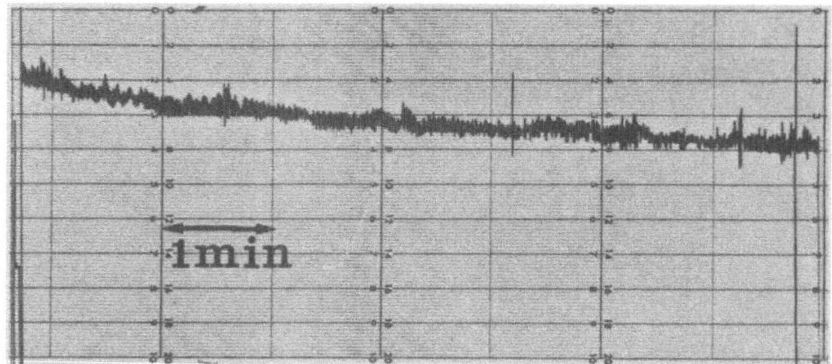

Abb. 78. Tonographiekurve eines 42jährigen Patienten mit Verdacht auf Glaucoma simplex. Der Wert P_3/C_{L3-7} beträgt 111 und stützt somit den Glaukomverdacht nicht. Ein normales Ergebnis des Tonographietests kann jedoch Glaukom nie ausschließen. Nur in Verbindung mit sonstigen negativen Befunden kann der normale Ausfall des Tests als zusätzlicher Hinweis für das Fehlen von Glaukom verwertet werden und den Entschluß erleichtern, den Glaukomverdacht fallen zu lassen. Im vorliegenden Fall zeigen die weiteren langfristigen Beobachtungen sowie die Tagesdruckkurve, das normale Gesichtsfeld, die normale Papille, daß der Glaukomverdacht unberechtigt war. Der Verdacht war wegen ambulant gemessenen erhöhten Druckwerten geäußert worden

Abb. 77. Tonographiekurve eines 28jährigen gesunden Mannes. Sie fällt im Anfang nicht linear sondern exponentiell ab und wird erst nach etwa 2 min annähernd linear. Dieser Verlauf kommt oft vor. Die individuellen Unterschiede bei dem Druckabfall in den ersten 4 min entstehen auch durch andere Einflüsse als den Abflußwiderstand der gemessen werden soll, z.B. anfängliches Auspressen von Blut aus dem Aderhautpolster und anschließendes Zurückströmen des Blutes, anfänglich verminderte Kammerwasserbildung, die sich später wieder normalisiert. Durch diese individuellen Unterschiede der Gefäßreaktionen bezieht sich die Methode von Grant nicht nur auf den Abflußwiderstand, sie trennt deshalb Gesunde von Kranken schlechter als der Tonographietest nach Leydhecker. Beachte: Nervöser Patient mit unsteter Fixation, dadurch unregelmäßige Zeigerausschläge des Tonometers (Pfeile), dennoch im Ganzen regelmäßiger Verlauf der Kurve

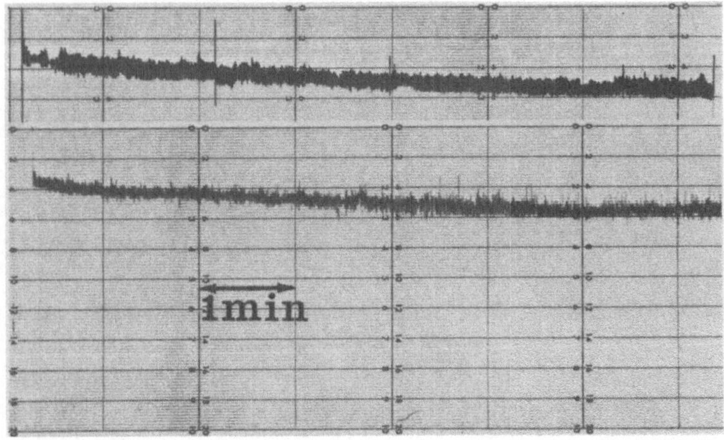

Abb. 79. Tonographiekurve beider Augen eines Patienten mit Verdacht auf Glaucoma simplex. Oben: Rechtes Auge, unten: Linkes Auge. Der Quotient P_3/C_{L3-7} betrug am RA 235 und am LA 360, was für das Vorliegen von Glaucoma simplex spricht. Der Verdacht wurde durch den klinischen Verlauf bestätigt

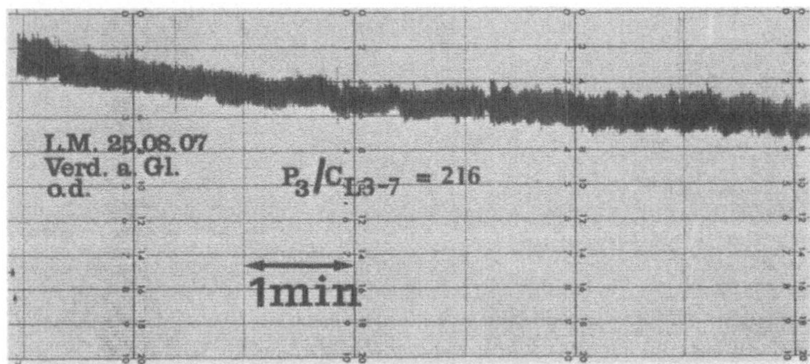

Abb. 80. Tonographietest bei einer 69jährigen Patientin mit Glaukomverdacht. Der Wert P_3/C_{L3-7} = 216, spricht für das Vorliegen eines Glaucoma simplex. Der Verdacht wurde im klinischen Verlauf bestätigt. Beachte: Anfangs rascherer Abfall des Augeninnendruckes (exponentieller Druckabfall) siehe Legende zu Abb. 77

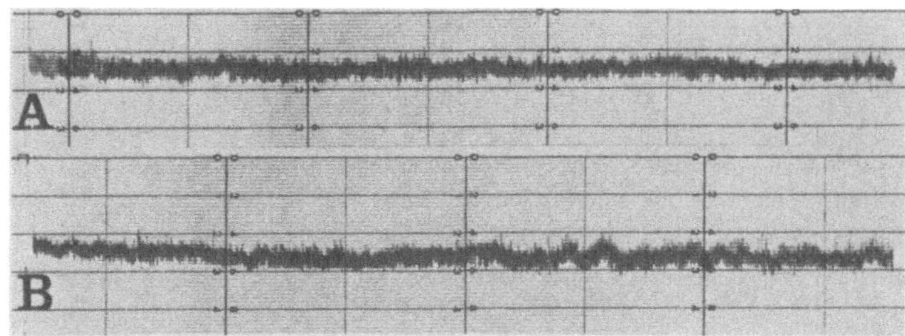

Abb. 81. Tonographiekurven eines 50jährigen Patienten mit Glaucoma simplex. a: Tonographietest ohne Therapie: Kein Abfluß von Kammerwasser. b: Tonographietest nach Diamoxgabe: Druck tiefer, weil durch Diamox die Kammerwasserbildung gedrosselt wird, jedoch kein Abfluß von Kammerwasser. Dies ist ein Beispiel, wie die Tonographie, bzw. der Tonographietest zur Prüfung der Medikamentenwirkung verwendet werden können: Die Drucksenkung nach Diamox erfolgte ohne jede Besserung des Abflusses, muß also eine Folge der verminderten Kammerwasserbildung sein

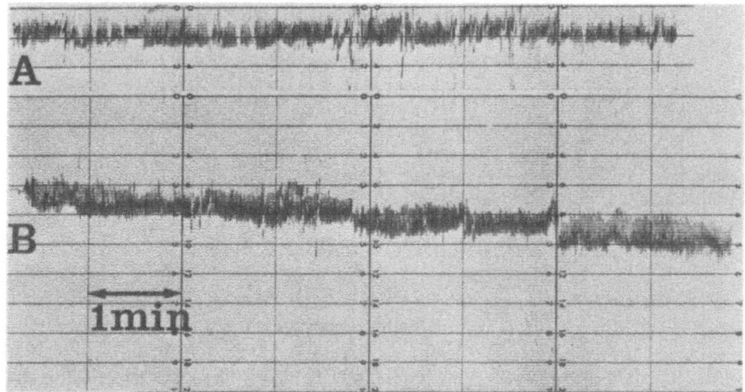

Abb. 82. Tonographiekurve vor (a) und nach (b) der Operation. 67jähriger Patient mit Glaucoma simplex. Die Kurve (a) vor der Operation zeigt praktisch keinen Abfluß von Kammerwasser. Guter Abfluß nach der Operation, niedrigerer Ausgangsdruck (13 mmHg). Der Vergleich beider Kurven zeigt, daß die Druckregulierung durch eine Besserung des Kammerwasserabflusses erfolgte

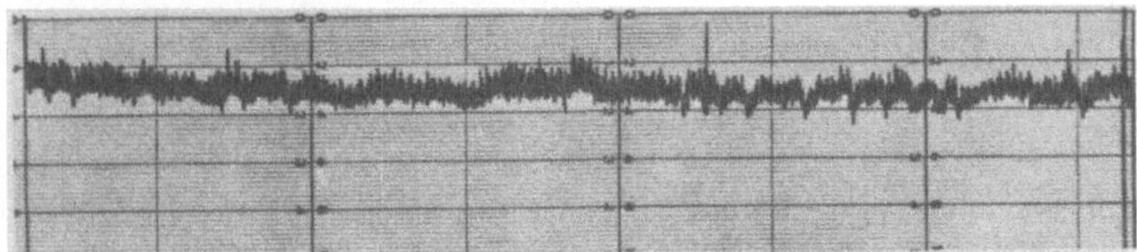

Abb. 83. Tonographiekurve bei einem 60jährigen Patienten mit hämorrhagischem Glaukom nach Zentralvenenverschluß. Die Kurve ist hier abgebildet als Beispiel dafür, daß auch die sekundären Glaukomformen (d. h. Glaukom infolge sonstiger Augenleiden) durch einen erhöhten Abflußwiderstand entstehen, nicht jedoch durch Übersekretion von Kammerwasser

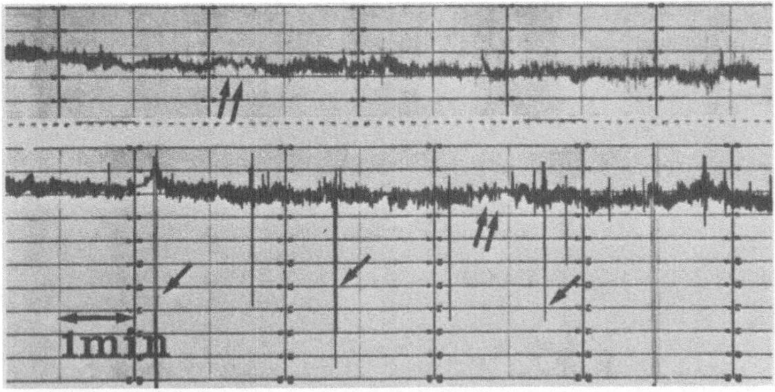

Abb. 84. Tonographiekurven eines Patienten mit sog. „Glaukom ohne Hochdruck". Oben: Rechtes Auge, Ausgangsdruck 20 mmHg, unten: Linkes Auge, Ausgangsdruck 22 mmHg. An beiden Augen sehr schlechter Abfluß von Kammerwasser: Hoher Abflußwiderstand. Wegen des fortgeschrittenen Gesichtsfeldverfalles beider Augen sehr schlechte Fixation. Die Doppelpfeile kennzeichnen unstete Fixation mit Nachlassen der pulsatorischen Druckschwankungen. Die Einzelpfeile zeigen kurzfristige Augenbewegungen durch den Versuch, die Lider zu schließen. Dieses Beispiel zeigt den gleitenden Übergang zwischen Glaucoma simplex mit wenig erhöhtem Druck und „Glaukom ohne Hochdruck". Auch hier am linken Auge nicht ganz normaler Druck (22 mmHg) aber erheblich erhöhter Abflußwiderstand beider Augen. Hinzu kommt bei „Glaukom ohne Hochdruck" sehr wahrscheinlich eine durch Gefäßleiden (Sklerose) bedingte Mangeldurchblutung des Sehnerven, die zu einer rascheren und erheblicheren Schädigung des Gesichtsfeldes führt, als dem nur geringfügig erhöhten Augeninnendruck entspricht

15. Systematische Fehler und Grenzen der Tonographie
Einige Erklärungen zu den Grundlagen

Auch wer nur an der praktischen Anwendung der Tonographie interessiert ist, sollte dieses Kapitel lesen, da immer wieder Fragen auftauchen, die ohne Kenntnis der Grundlagen nicht zu beantworten sind.

Der i.o. Druck des ungestörten Auges wird mit dem Symbol P_o bezeichnet. In Wirklichkeit mißt man jedoch nie am ungestörten Auge, da jede Messung eine Störung darstellt, die den Druck ändert, den wir messen wollen. Dies gilt besonders für die Impressionstonometrie.

Das elektronische Tonometer ist ein Impressionstonometer und mißt nach den gleichen Grundsätzen wie das mechanische Schiötz-Tonometer. Einige Unterschiede der Konstruktion sind in Kap. 9 erklärt. Durch die Impression (Eindellung) der Hornhaut wird die Flüssigkeitsmenge verdrängt, die dem Volumen der „Delle" entspricht. Da Flüssigkeiten nicht komprimierbar sind, ist eine Eindellung nur möglich, wenn die Augenhüllen ein wenig nachgeben können (Kap. 13). Der i.o. Druck steigt durch die Kompression mit dem Tonometer, das insgesamt 16,5 g wiegt, während der Messung an und zwar von P_o auf P_t · P_t ist also der i.o. Druck mit dem Schiötz-Tonometer auf dem Auge und ist stets höher als der vorher bestehende Druck P_o. Aus Versuchen mit menschlichen Augen, die wegen einer Geschwulst entfernt werden mußten und die man mit einem Manometer verbunden hatte, wissen wir, daß zum Beispiel bei Augen von durchschnittlicher Rigidität mit einem P_o von 20,5 mmHg durch Aufsetzen des Schiötz-Tonometers der Druck auf P_t = 34 mmHg steigt. Auf neuere Erkenntnisse über die Fehler bei der Ermittlung der P_t-Werte kann ich hier nicht eingehen.

Die Tabellen für P_o (Tabelle 2) und P_t (in diesem Manual nicht abgedruckt) wurden durch solche manometrischen Untersuchungen erarbeitet. Diese Tabellen gelten nur für Augen mit durchschnittlicher Dehnungsfähigkeit der Hüllen, also bei normaler Rigidität. Für die Tonographie ist die Drucksteigerung von P_o auf P_t ein entscheidender Vorgang, denn es wird ja der Mehrabfluß von Kammerwasser zu der Drucksteigerung auf P_t in Beziehung gesetzt. Es gibt also keine Tonographie ohne irgendeine Kompression des Auges. Bei der kompressionsbedingten Drucksteigerung ändern wir aber am lebenden Auge vermutlich verschiedene Größen:

Es wird zunächst durch eine Drucksteigerung Blut aus der Aderhaut gedrückt, bis sich nach einer individuell unterschiedlichen Zeit ein neues Gleichgewicht der Blutmenge zum erhöhten Druck einstellt. Die Kammerwassersekretion im Ziliarkörper ist von der Druckhöhe und der Durchblutung des Ziliarkörpers abhängig. Wahrscheinlich sinkt anfangs die Kammerwasserbildung und pendelt sich nach etwa 1–2 min wieder auf den ursprünglichen Wert ein.

Man hat die Verminderung der Kammerwasserproduktion infolge des Aufsetzens des Tonometers als „Pseudofazilität" bezeichnet, weil sie sich bei der Tonographie rechnerisch als (scheinbar) vermehrter Abfluß zeigt.

Auch der episklerale Venendruck, der für das Druckgefälle des Kammerwassers vom Augeninnern nach draußen wesentlich ist, steigt bei der Kompression durch das Tonometer, ist also bei P_t höher als bei P_0. In den Berechnungen, die den Tabellen für C zugrunde liegen, kann man aber nur einen Durchschnittswert des episkleralen Venendruckanstiegs (+ 1,25 mmHg) berücksichtigen, während er individuell größer oder kleiner sein kann.

Ferner ist in den Berechnungen von C (Kap. 16), die anfängliche Dehnung der Sklera und die dann folgende Kontraktion vom gedehnten auf den ursprünglichen Zustand nur als Durchschnittswert berücksichtigt. Schließlich ist neuerdings nachgewiesen, daß ein kleiner Teil des Kammerwassers nach hinten zur Aderhaut und durch die Sklera abfließt.

Wir haben hier also einige der Gründe erwähnt, warum die Tonographie keine physiologischen Absolutwerte mißt, d. h. nicht angibt wieviel cmm durch die Trabekel hindurch in den Schlemmschen Kanal ausgepreßt werden, was GRANT ursprünglich messen wollte. Sie sind hier noch einmal zusammengefaßt:

1. Die Tonographie findet bei künstlich erhöhtem i. o. Druck statt, also bei P_t-Bedingungen. Dadurch gehen eine Anzahl von Variablen in die Messung von C mit ein, die mit dem Abflußwiderstand nichts zu tun haben.
2. Alle aus den Tabellen für C entnommenen Werte gelten nur bei normaler Rigidität, die sich jedoch nicht mit genügender Genauigkeit messen läßt.
3. Eine Anzahl von Variablen während der Tonographie ist nicht genau meßbar: Der Blutgehalt der Aderhaut, Änderung der Kammerwassersekretion.
4. Bei anderen Variablen sind Durchschnittswerte angenommen, die im Einzelfall nicht zuzutreffen brauchen: Der Anstieg des episkleralen Venendrucks, die Dehnung und Wiederzusammenziehung der Augenhüllen.

Direkt gemessen wird während der Tonographie nur die Zeit und die Zapfenbewegung des Tonometers. Alle weiteren Schlüsse und Berechnungen erfolgen unter der Annahme von Durchschnittswerten, die sicher im Einzelfall meist nicht genau zutreffen.

Der Wert C soll nach den ursprünglichen Vorstellungen von GRANT angeben, wieviel mm^3 Kammerwasser pro mmHg Druckzunahme (von P_0 auf P_t) in 1 min abfließen. Wegen der in diesem Kapitel skizzierten Unsicherheiten scheint mir, daß man C nicht derart als eine physiologische Größe ansehen darf. Gewiß ist C in erster Linie ein Maß für den Abflußwiderstand, und es besteht kein Zweifel, daß die Unterschiede zwischen dem großen C eines gesunden Auges und dem kleineren C-Wert eines glaukomkranken Auges hauptsächlich auf Unterschieden des Abflußwiderstandes beruhen. Ich glaube aber nicht, daß es richtig ist, C mit der Dimension von GRANT (mm^3/min/mmHg) zu schreiben, sondern daß es richtiger ist, C als eine dimensionslose Zahl zu schreiben, weil zu viele unberechenbare Faktoren in die Messung von C miteingehen.

16. Die Formel für C

Wer nur an der praktischen Anwendung der Tonographie interessiert ist, kann dieses Kapitel und Kap. 17 überschlagen. Für das Verständnis der Methode ist jedoch die Kenntnis der Formel unerläßlich, die GRANT für die Abflußleichtigkeit C entwickelte.
GRANT nahm an, daß der Druckabfall linear erfolgt und schrieb deshalb für den Mittelwert des i. o. Druckes während der Tonographie P_t das arithmetische Mittel:

$$\frac{P_{t1} + P_{t2}}{2}.$$

Die Drucksteigerung Δ P von P_o auf P_t durch Aufsetzen des Tonometers wäre dann

$$\Delta P = \frac{P_{t1} + P_{t2}}{2} - P_o$$

Offensichtlich ist der Abfluß umso besser, je stärker sich das Volumen des Auges ändert (Δ V), und umso schlechter, je mehr Drucksteigerung (Δ P) oder Zeit (t) für den Vorgang benötigt wird. So ergibt sich die Formel nach GRANT für

$$C = \frac{\Delta V}{\left(\frac{P_{t1} + P_{t2}}{2} - P_o\right) t}$$

Der episklerale Venendruckanstieg wurde nach LINNÉR (1955) als 1,25 mmHg (Mittelwert) später in die Formel eingesetzt. So sind die Werte für C in den Tabellen 34–36 nach der Formel berechnet

$$C = \frac{\Delta V}{\left(\frac{P_{t1} + P_{t2}}{2} - P_o - 1{,}25\right) t}$$

Die Volumensänderung des Auges (ΔV) während der Tonographie besteht aus 2 Komponenten, der Änderung der Hornhauteindellung und der Änderung der Skleradehnung. Im Anfang der Tonographie dellt der Senkstift des Tonometers die Hornhaut ein (V_{C1}). Das Kammerwasser kann nicht sofort abfließen, deshalb wird die Sklera gedehnt. In den folgenden Minuten fließt durch diese Druckzunahme vermehrt Kammerwasser ab, die Sklera zieht sich auf ihren ursprünglichen Dehnungszustand zusammen, was von ihrer Rigidität und der Drucksteigerung abhängt:

$$\frac{1}{K} \log \frac{P_{t1}}{P_{t2}}$$

K = Rigiditätskoeffizient, P_{t1} = i. o. Druck zu Beginn der Tonographie, P_{t2} = der Druck am Ende der Tonographie. Je mehr Kammerwasser abfließt, desto tiefer sinkt der Senkstift in die Hornhaut, so daß die Zunahme der Hornhauteindellung ausgedrückt werden kann als $V_{C2} - V_{C1}$.
Die gesamte Volumensänderung ist also

$$\Delta V = \frac{1}{K} \log \frac{P_{t1}}{P_{t2}} + V_{C2} - V_{C1}$$

Die starke Abhängigkeit der Tonographiewerte von der Rigidität der Augenhüllen zeigt sich im Vorkommen des Rigiditätskoeffizienten K in der Formel für ΔV, der ferner nochmals in der Berechnung für die P_o-Werte enthalten ist.

17. Modifikationen der Tonographie

Auch dieses Kapitel kann überschlagen, wer nur an der Praxis der Tonographie interessiert ist.

17.1. Mathematische Manipulationen

Mein Tonographietest stellt eine mathematische Manipulation der Meßdaten mit dem Ziel dar, eine bessere Trennung von Gesunden und Glaukomkranken zu erreichen, ohne jedoch neue Kenntnisse der Pathophysiologie zu gewinnen.
Andere mathematische Manipulationen der Meßdaten stammen von Merté (1958), Prijot (1960), Stepanik (1961, 1967, 1974), Weekers (1966), Mc Ewen et al. (1969) und Woodhouse (1969). Die Zuverlässigkeit dieser Methoden bei der Trennung von Gesunden und Glaukomkranken ist trotz aller Unterschiede nicht besser als mit meinem Test (Dutescu, 1975).

17.2. Pneumotonographie

In Zusammenarbeit mit Langham, Krieglstein und Waller erprobte ich die Tonographie mit dem Pneumotonographen (1976), wobei als Kompression ein 10 g-Gewicht dient und die Tonographie nur 2 min dauert. Es erscheint mir noch nicht nachgewiesen, daß man mit dieser Methode Patienten mit beginnendem Glaucoma simplex sicherer von Gesunden trennen kann als mit meinem Test. Der Vorzug des Pneumotonographen gegenüber dem elektronischen Schiötz-Tonometer ist die geringere Eindellung der Hornhaut, so daß eine abnorme Rigidität die ermittelten Werte weniger verfälscht.

17.3. Tonographie bei gleichbleibendem Augeninnendruck (Isotonographie)

Bei der Tonographie mit dem elektronischen Schiötz-Tonometer versuchte man, das Problem der möglicherweise abnormen Rigidität zu umgehen, indem man bei gleichbleibendem Augeninnendruck tonographierte. Hierbei wird also nicht der Druckabfall registriert, sondern durch allmähliche Verstärkung der Kompression bleibt der Augeninnendruck während der ganzen Tonographie konstant (Isotonographie). Erst am Ende der Kurve wird geprüft, um wieviel er sank, wieviel Kammerwasser also in 4 min abfloß. Die Druckkonstanz kann durch allmähliche Steigerung des Tonometergewichtes oder einfacher durch Kompression des Auges mit dem Finger (Stepanik, 1966) oder durch eine Saugglocke auf der temporalen Sklera (Dutescu, 1971) erreicht werden. Aber selbst bei Verwendung des Applanationstonometers ergab sich klinisch kein Vorteil. Goldmann verwandte eine Applanationsfläche von 6,5 mm ∅, die durch dauerndes Nachregulieren des Gewichtes konstant gehalten wurde. Stepanik (1968) beschrieb eine Applanations-Rheometrie, bei der nach einer Isotonographie (digitale Kompression, Applanations-Tonometer) das verlorene Volumen applanatorisch bestimmt wird. Für die Klinik sind beide Methoden zu umständlich und haben bisher keine Anhänger gefunden.

17.4. Differential-Tonographie

Dutescu verfeinerte 1975 seine Methode der Isotonographie mit der skleralen Saugglocke weiter, indem er 2 verschiedene Stärken der Drucksteigerung über den Ausgangswert wählte, nämlich eine Drucksteigerung um 10 und eine um 30 mmHg. Außerdem bestimmte er in einem dritten Arbeitsgang C. Er berechnete aus dieser „Differentialtonographie" ein $C_{diff.}$, das die Abflußleichtigkeit des unberührten Auges bezeichnen soll. Diese allein genügt aber nicht zur sicheren Unterscheidung der gesunden von glaukomkranken Augen, von denen nur 70% als krank erkannt wurden. Durch Berechnung des Quotienten $P_o/C_{diff.}$ stieg die Treffsicherheit jedoch auf 95%. In dem Krankengut von Dutescu wurden mit meinem

Tonographietest 61–66% als Glaukomkranke erkannt, mit der Technik von STEPANIK 58–67%. Rechnet man wahrscheinlich und sicher pathologische Ergebnisse zusammen, so findet man in den Methoden von STEPANIK oder LEYDHECKER 90%, mit DUTESCU's Methode „100%", ein Wert, dem man in der Physiologie und in der Medizin immer mit skeptischem Erstaunen zu begegnen pflegt. Es erscheint mir fraglich, ob der verhältnismäßig geringe Mehrgewinn an Sicherheit die Umständlichkeit der Methode im Verhältnis zum Tonographietest aufwiegt.

18. Kombination der Tonographie mit dem Trinktest

Becker empfahl die Kombination des Wassertrinktests mit der 4 min-Tonographie. Ich halte diese Kombination nicht für zweckmäßig, denn hierbei werden 2 verschieden wirkende Belastungsproben miteinander vermengt. Bei der einen, dem Trinken von 1 l Wasser, kann eine i.o. Drucksteigerung entstehen, die bei Glaukom größer als bei Gesunden ist, weil vermehrt Wasser in das Augeninnere strömt und nicht so rasch abfließen kann wie bei Gesunden. Insofern prüft dieser Test also den Abflußwiderstand ähnlich wie die Tonographie, falls eine genügende Hydrämie entsteht. Das Ausmaß der Hydrämie nach Wassertrinken ist jedoch individuell sehr verschieden und unabhängig davon, ob der Untersuchte Glaukom hat oder gesund ist. Auch die Wirkungsweise des Wassertests ist umstritten. Manche Untersucher fanden eine Zunahme des Abflußwiderstandes, andere eine Zunahme des Minutenvolumens.

Der so dubiose Wassertrinktest wird also einem Kompressionstest, der Tonographie, vorgeschaltet. Ein Test, von dem wir nicht wissen, warum und wie er wirkt, der auch entscheidend von anderen Faktoren als dem Glaukomleiden abhängt, wird kombiniert mit der Tonographie, die hauptsächlich, aber nicht ausschließlich, mit dem Abflußwiderstand etwas zu tun hat. Die Wirkung des kombinierten Tests gibt eine bessere Trennung von Gesunden und Glaukomkranken als der Wassertest allein oder als die Tonographie nach Grant allein. Nach dem Wassertrinken ist ja bei Glaukom der Druckanstieg bei positivem Ausfall der Wasserprobe stärker als bei Gesunden, P_0 bei Beginn der dem Wassertest folgenden Tonographie also höher als zuvor, der Quotient P_0/C_{0-4} also eher pathologisch.

Der kombinierte Test, der sich in den USA großer Beliebtheit erfreut, erscheint mir ferner nicht empfehlenswert, weil Glaukomkranke oft im höheren Lebensalter stehen, Herz- und Kreislaufbeschwerden haben und vielen das Trinken von 1 l Wasser in 5 min nicht möglich ist.

Der wichtigste Einwand ist, daß die kombinierte Wasser-Tonographie-Probe unzuverlässiger als mein Tonographietest ist. Bei Gesunden fanden DAUSCH et al. bei 13,3% falsch positive Ergebnisse mit der kombinierten Wasser-Tonographie-Probe, mit dem Tonographietest jedoch bei denselben Personen nie falsch-pathologische Werte. Mit dem kombinierten Test fanden diese Autoren bei Ausgangsdruckwerten von 18–23 mmHg nie sicher pathologische Werte, sondern nur verdächtige Werte, mit meinem Test dagegen bei 38,4% pathologische Werte, bei Druckwerten von 20–24 mmHg sogar bei 51,7%.

19. Beurteilung des Tonographietests

19.1. Umständlichkeit anderer Modifikationen

Systematische Fehler entstehen bei der Tonographie durch eine abnorme Rigidität und durch die Ungenauigkeit der Impressionstonometrie mit dem elektronischen Tonometer. Man kann solche Fehler vermindern durch Isotonographie (Tonographie bei konstant gehaltenem Druck), Differentialtonographie (Tonographie bei unterschiedlicher Druckhöhe) und durch eine Druckmessung mit dem Applanationstonometer von GOLDMANN. Diese Kombination der Verbesserungsversuche bringt mit einem außerordentlichen Mehraufwand an Arbeit, der klinisch nicht tragbar ist, nur eine wenig größere Treffsicherheit (DUTESCU, 1976). Hierbei setzt jeder Gang fehlerloses Arbeiten voraus. Mit der viel einfacheren und kaum durch Arbeitsfehler beeinflußbaren eigenen Methode, dem Tonographietest, wird eine nur wenig geringere Treffsicherheit erreicht.

19.2. Beurteilung des Tonographietests durch andere Untersucher

Die schärfere Trennung von Gesunden und Glaukomkranken mit $P_3/C_{L3\text{-}7}$ wird in 2 Arbeiten bestritten, aus denen man die behaupteten Schlüsse jedoch gar nicht ziehen kann: DE HEER et al. (1962) sahen Druckwerte bis 26 mmHg als normal an und verwandten die 2.–6. min statt der 3.–7. min. PORTNEY et al. (1974) teilten den Ausgangsdruck der untersuchten Augen nicht mit. Natürlich wird man bei erheblich gesteigertem Ausgangsdruck auch bereits mit der Tonometrie allein, erst recht aber mit dem Quotienten $P_o/C_{0\text{-}4}$ Gesunde von Glaukomkranken sicher trennen können.

Entscheidend ist aber die Trennschärfe bei Augen mit normalem Gesichtsfeld, normaler Papille und einem Druck in dem Bereich, in dem die Tonometrie allein keine sichere Entscheidung erlaubt, also zwischen 21–23 mmHg. Bei diesen Druckwerten fanden DÄHLER et al. (1974) mit $C_{0\text{-}4}$ nur bei 7 von 44 Augen ein pathologisches Ergebnis, mit $P_o/C_{0\text{-}4}$ jedoch bei 21 von 44 und $C_{L3\text{-}7}$ bei 24 von 44 Augen, mit $P_3/C_{L3\text{-}7}$ bei 36 von 44 Augen.
Es zeigt sich also, daß der letztgenannte Quotient die beste Trennschärfe ergibt. Sogar bei dem statistisch normalen Ausgangsdruck von 18–20 mmHg, bei dem also die Tonometrie überhaupt keinen Hinweis auf Glaukom gegeben hätte, zeigten 37% von 139 Augen mit beginnendem Glaukom einen pathologischen Quotienten $P_3/C_{L3\text{-}7}$, während $C_{0\text{-}4}$ dagegen nur bei 1,4% und $P_o/C_{0\text{-}4}$ nur bei 13% pathologisch war. In dem Krankengut von DÄHLER et al. von 197 Glaukomaugen mit Druckwerten von 18–26 mmHg zeigt sich deutlich die zunehmende Zuverlässigkeit der Parameter: pathologische Resultate wurden erzielt mit $C_{0\text{-}4}$ bei 8,1%, mit $P_o/C_{0\text{-}4}$ bei 25,4%, mit $C_{L3\text{-}7}$ bei 37% und $P_3/C_{L3\text{-}7}$ bei 51,3%.
Diese Zuverlässigkeit erscheint mir nach eigenen Erfahrungen realistisch. Andere Untersucher erzielten mit meinem Test eine größere Zuverlässigkeit als meinen eigenen Erfahrungen entspricht: FRONIMOPOULOS et al. (1958) gaben 92% positive Resultate bei Frühfällen von Glaucoma simplex an, ESPILDORA-COUSO et al. (1966) fanden meinen Tonographietest bei 90% von 82 Augen positiv, die Druckwerte bis 24 mmHg hatten und bei denen der spätere Verlauf Glaucoma simplex bewies.

19.3. Gibt der Test neue Informationen?

Die Bedeutung des Ausgangsdruckes

Die Treffsicherheit meines Tests wird natürlich umso größer, je höher der Ausgangswert des i. o. Drucks P_o ist, denn die Quotienten $P_o/C_{0\text{-}4}$ und $P_3/C_{L3\text{-}7}$ sind dann größer. Bei eindeutig pathologischem Ausgangswert sind aber alle Tonographietests und tonographischen Methoden überflüssig, denn sie besagen nicht mehr, als die Tonometrie allein zeigt. Durch einen überflüssigen Test gewinnt man dann keine neue Information. Dies gilt ebenso für den Quotienten P/C bei pathologischen C-Werten. Hierauf hat GOLDMANN mehrmals hingewiesen (1959, 1974), aber dies versteht sich von selbst.

In der Praxis ergibt sich vielmehr sehr oft die Lage, daß wir Augen mit nicht sicher pathologischen Druckwerten (bis 24 mmHg) finden und nun nach zusätzlichen Informationen zu entscheiden suchen, ob es sich um Gesunde oder Glaukomkranke handelt. Bei solchen Augen fanden FRONIMOPOULOS et al. positive Resultate mit meinem Test bei 92%, ESPILDORA-COUSO et al. bei 90%, wobei der spätere Verlauf die tonographisch getroffene Diagnose bestätigte. Meine eigenen Resultate bei Drucken bis zu 24 mmHg zeigten eine geringere Zuverlässigkeit des Tests.

Entscheidend ist die Treffsicherheit des Tests bei Ausgangsdrucken von 21–24 mmHg, denn das sind die Druckwerte, bei denen uns die Tonometrie keine Entscheidung zwischen gesund und krank erlaubt, ein Test zur Entscheidung also willkommen ist. Der Quotient $P_3/C_{L3\text{-}7}$ war nach eigener Untersuchung (1968) dann bei 63% der 117 Augen pathologisch, nach DAUSCH et al. bei 52% von 29 Augen, während $C_{0\text{-}4}$ je nach Untersucher und Zahl der Fälle nur bei 10– höchstens 15% pathologische Werte ergaben. Die Entscheidungshilfe zwischen normal und nichtnormal ist also die Information, die man mit dem Tonometer nicht findet und mit der Grant'schen Tonographie selten erhalten hätte.

20. Was bedeuten Tonographie oder Tonographietest im Rahmen der klinischen Diagnose und Behandlung des Glaukoms?

20.1. Anzeigen für den Tonographietest

In erster Linie wendet man den Test bei Personen an, deren i. o. Druck im Grenzbereich von 21–23 mmHg liegt und bei denen Gesichtsfeld und Papille regelrecht sind. Auch bei verdächtiger Papille (Exkavationsdurchmesser von mehr als 30% des Papillendurchmessers), jedoch normalem i. o. Druck und normalem Gesichtsfeld, kann der Tonographietest Hinweise auf eine gestörte Kammerwasserdynamik geben. Der Test ist ein zeitlich abgekürztes Verfahren zur Beurteilung des gestörten Abflusses, wenn es nicht möglich ist, eine Tagesdruckkurve vorzunehmen, weil der Patient nicht die Zeit hierfür aufbringt.

Die klinisch wichtigere Auskunft erhält man jedoch mittels der Tagesdruckkurve, denn der Schaden am Sehnerv und Gesichtsfeld entsteht ja durch die Drucksteigerung, nicht jedoch durch die im Tonographietest nicht exakt erfaßten Abflußstörungen. Andererseits ist zu beachten, daß tonographisch nachweisbare Abflußstörungen der manifesten Drucksteigerung zeitlich vorausgehen. Somit kann der pathologische Ausfall des Tests ein Hinweis auf eine zu erwartende Drucksteigerung sein. Auch bei medikamentös einreguliertem Auge kann eine Verschlechterung der Tonographiewerte auf eine Entgleisung der Drucklage hinweisen, wobei für diesen Vergleich auch die Originalmethode (C_{0-4}) genügen kann.

Alle klinischen Urteile sind Wahrscheinlichkeitsschlüsse. Der Test hat den Vorzug gegenüber vielen herkömmlichen Urteilen, daß die Grenzen seiner Wahrscheinlichkeit statistisch genau bekannt sind.

Der pathologische Ausfall des Tonographietests kann somit eine zweifelhafte Diagnose bestätigen. Bei langfristiger Beobachtung

kann eine Abnahme von C auf eine nicht mehr ausreichende Therapie hinweisen, noch ehe dauernd erhöhte Druckwerte vorhanden sind, ehe also ein Gesichtsfeldverfall uns alarmiert. Nach einem Glaukomanfall kann ein pathologischer Tonographietest anzeigen, daß eine Iridektomie nicht ausreichen wird und eine Filteroperation nötig ist. Auch bei Sekundärglaukomen kann der Tonographietest eine Entscheidungshilfe sein, indem er das Ausmaß der Abflußbehinderung bei Synechien des Kammerwinkels oder nach Kammerwinkelzerreißung durch Prellung abschätzen läßt.
Die Abnahme von C nach einem Dunkelzimmertest, medikamentösem Mydriasistest oder nach dem Wassertrinktest kann diese Belastungsproben wesentlich empfindlicher machen (FOULDS, 1957; BECKER, 1960; MAKABE, 1968).
Auch für den Neurologen kann die Tonographiekurve eine Hilfe darstellen. Die intravenöse Tensilon-Gabe während der Tonographie steigert bei Myasthenie den i.o. Druck (GLASER et al., 1966). Bei einem arterio-venösen Aneurysma im Sinus cavernosus findet man sehr große pulsatorische Schwankungen bei der Tonographie, der i.o. Druck ist um den Betrag des Anstiegs des episkleralen Venendruckes gesteigert, C ist normal (WEEKERS et al., 1952). Der Karotis-Kompressionstest kann das Risiko einer Hirndurchblutungsstörung anzeigen (COHEN et al., 1975).
Ein einzelnes normales Tonogramm hat keine große diagnostische Bedeutung, da dies auch bei beginnendem Glaukom vorkommen kann. Im Zweifelsfall können wiederholt normale Tonographiebefunde einen Hinweis auf eine falsch gestellte Glaukom-Diagnose sein und die Entscheidung zum Absetzen einer unnötigen Therapie erleichtern.

20.2. Der Beitrag der Tonographie zum Verständnis des Glaukoms

In diesem Manual wurde geschildert und begründet, daß weder mit der Tonographie nach GRANT, noch mit meinem Tonographietest eine physiologische Größe des Abflußwiderstands gemessen werden, weil zu viele andere Größen in die Bestimmung von C miteingehen, die individuell schwer oder gar nicht meßbar sind. Die tonographisch ermittelten Werte sind nicht der Abflußwiderstand, aber sie hängen in erster Linie von ihm ab.

Der Abflußwiderstand ist bei Glaukom größer als bei Gesunden und bei erhöhtem Druck größer als bei normalem Augeninnendruck. Man kann aus einem erhöhten Abflußwiderstand also auf eine gestörte Druckregulierung schließen. Der Verfall des Sehnerven entsteht jedoch nicht direkt durch das Ansteigen des Abflußwiderstands, sondern ist die Folge des gesteigerten Augeninnendrucks. Die tonographisch ermittelten Werte sind also nicht die eigentlich unmittelbar interessierenden, schädigenden Faktoren. Ein erhöhter Abflußwiderstand ist nur ein Hinweis auf einen möglichen Schaden durch die Drucksteigerung. Ein pathologischer Tonographiebefund kann im Zweifelsfall für die Glaukomdiagnose sprechen mit der weiteren Folgerung, im Zweifelsfall bei schlechtem Abfluß eher eine medikamentöse Behandlung zu beginnen als bei gutem Abfluß. Stets ist aber zu bedenken, daß C oder P/C nur einer der Faktoren ist, auf denen sich unsere diagnostische Beurteilung und unsere therapeutischen Beschlüsse begründen. Immer wird die Glaukomdiagnose *alle* verfügbaren Untersuchungsbefunde berücksichtigen und die Tonographiebefunde nur im Rahmen aller sonstigen Befunde abwägen.
Den größten Wert stellt die Tonographie allgemein für unser Verständnis des Glaukoms dar. Erst durch die Tonographie haben wir das Glaukom als Folge einer Abflußbehinderung verstehen gelernt. In der Regel beginnt die Krankheit mit einem Anstieg des Abflußwiderstandes, der anfangs noch durch eine Sekretionsabnahme kompensiert sein kann, bis es dann schließlich zum Anstieg des Augeninnendruckes, erst zeitweilig und dann dauernd, über die Normgrenze kommt. Viel später erst entstehen sichtbare oder perimetrisch nachweisbare Schäden am Sehnerv. Die Tonographie weist uns also darauf hin, daß allgemein die erste, am Lebenden erkennbare Veränderung bei Glaucoma simplex der Anstieg des Abflußwiderstandes ist.

21. Literaturverzeichnis

Das umfangreiche Schrifttum zur Tonographie ist in meinem Handbuch (Glaukom. Ein Handbuch, 2. Auflage 1973 Springer Verlag Berlin/Heidelberg/New York.) genannt und kritisch besprochen. Wer mehr wissen möchte als das vorwiegend auf die Praxis bezogene Manual bietet, sei auf dieses Handbuch verwiesen sowie auf die Monographie von GARNER (1965).

Im folgenden ist eine kleine Auswahl von Arbeiten genannt, die im Text dieses Manuals erwähnt wurden oder die nach dem Erscheinen meines Handbuchs veröffentlicht wurden.

BECKER, B.: IV. Tonometry, Tonography and Provocative Tests in the Management of the Glaucomas. Trans. Amer. Acad. Ophthal. Otolaryng. **64**, 127 (1960)

BECKER, B., CHRISTENSEN, R. E.: Water-Drinking and Tonography in the Diagnosis of Glaucoma. Arch. Ophthal. (Chicago) **56**, 321 (1956)

COHEN, D. N., WANGELIN, R.: Tonometer Helps Predict Stroke Risk. JAMA **231**, 457 (1975)

DÄHLER, H., HERBER, K.: Erfahrungen mit dem Tonographietest. Klin. Mbl. Augenheilk. **164**, 795 (1974)

DAUSCH, D., WACHHOLZ, E. A., HONEGGER, H.: Tonographietest nach Leydhecker. Klinischer Vergleich mit der Tonographie nach Grant. Klin. Mbl. Augenheilk. **166**, 59 (1975)

DE HEER, L. J., JONKERS, G. H.: Comparative Calculation of Tonograms. Ophthalmologica **144**, 268–275 (1962)

DUTESCU, M.: Methods of Mathematical Differentiation in Tonography. Graefes Arch. klin. exp. Ophthal. **195**, 175 (1975)

DUTESCU, M.: Tonographic Tests with the Application of Different Pressures. Klin. Mbl. Augenheilk. **158**, 667–670 (1971)

EDITORIAL: Tonography – Current Thoughts. Amer. J. Ophthal. **75**, 733 (1973)

ESPILDORA, J., VICUNA, P., COVIÁN, O.: Valor clinico del test tonografico de Leydhecker. Arch. chil. Oftal. **23**, 8 (1966). Ref.: Zbl. Ophthal. **98**, 413 (1967)

FOULDS, W. S.: Observations on the Dark-room Test and its Mechanism. Brit. J. Ophthal. **41**, 200–207 (1957)

Fronimopoulos, J., Kofinas, H., Lambrou, N.: La tonography simplifée comme méthode d'examen dans la pratique journalière. Arch. Soc. Ophtal. Grèce Nord **7**, 203 (1958)

Garner, G.: Tonography and the Glaucomas. Springfield/III.: Thomas 1965, p. 58 and pp. 370–373

Glaser, J. S., Miller, G. R., Gass, J. D. M.: The Endrophonium Tonogram Test in Myasthenia Gravis. Arch. Ophthal. (Chicago) **76**, 368–373 (1966)

Goldmann, H.: Diskussionsbemerkung in: Glaukom-Symposium Würzburg 1974, (Hrsg. W. Leydhecker), Stuttgart: Enke 1976

Goldmann, H.: Zur Theorie der Tonographie. Docum. Ophthal. **13**, 236–245 (1959)

Langham, M. E., Leydhecker, W., Krieglstein, G. K., Waller, W. K.: Pneumotonographic Studies on Normal and Glaucomatous Eyes. Adv. Ophthal. **32**, 108 (1976)

Leydhecker, W.: Ein neues Verfahren der klinischen Tonographie. Klin. Mbl. Augenheilk. **132**, 77 (1958)

Leydhecker, W.: Wert und Unwert der Tonographie. Klin. Mbl. Augenheilk. **153**, 857 (1968)

Linnér, E.: Episcleral Venous Pressure During Tonography. Proc. XVII. int. Cong. Ophthal. Montreal-N. Y. 1954, **III**, 1532–1535 (1955)

Makabe, R.: Combined Mydriasis and Dark-room Test. I. Findings in Normal Eyes. Rinsho Ganka **22** (1968) 1385–1388. Ref.: Ophthal. Lit. **22**, 4183 (1969)

Makabe, R.: Combined Mydriasis and Dark-room Test. II. Findings in Glaucomatous Eyes. Rinsho Ganka **22**, 1519–1522 (1968). Ref.: Ophthal. Lit. **22**, 4184 (1969)

McEwen, W. K., Lyon, C. S., Shepherd, M. D., Hibbard, R. R.: Integral Solution of the Formula for Facility of Outflow. Invest. Ophthal. **8**, 206–212 (1969)

Merté, H.-J.: Grundlagen der Tonographie. Augenheilkunde in Klinik und Praxis. Stuttgart: Enke 1958

Portney, G. L., Sousa, F. J.: Negative Findings on the Seven-Minute Coefficient of Outflow. Amer. J. Ophthal. **78**, 848 (1974)

Prijot, E.: Considérations biométriques sur la résistance à l'éconlement de l'humeur. Bull. Soc. belge Ophtal. **126**, 1039–1058 (1960)

Stepanik, J.: Die Tonographie. In: Fortschritte der Augenheilkunde. Karger, S. 274: Basel-New York 1961

Stepanik, J.: Tonographische Studien über den Wassertrinkversuch bei Glaucoma simplex. Ophthalmologica **136**, 385 (1958)

Stepanik, J.: Die Verwertbarkeit der Tonographieresultate für die Diagnose des Glaucoma simplex. Klin. Mbl. Augenheilk. **164**, 728 (1974)

Stepanik, J.: Ein neuer Weg zur Bestimmung des Kammerwasserabflußwiderstandes. Albrecht v. Graefes Arch. Ophthal. **170**, 30–35 (1966)

Stepanik, J.: Der Wert des Quotienten Q (Stepanik) für die Frühdiagnose des Glaucoma simplex. Wien. klin. Wschr. **79**, 783–785 (1967)

Stepanik, J.: Determining Resistance to Aqueous Outflow by Compression of the Eyeball. Amer. J. Ophthal. **62**, 89–94 (1966)

WEEKERS, R., DELMARCELLE, Y.: Pathogenesis of Intra-ocular Hypertension in Cases of Arteriovenous Aneurysm. Arch. Ophthal. (Chicago) **48**, 338–343 (1952)

WEEKERS, R., WATILLON, M., DE RUDDER, M.: Experimental and Clinical Investigations into the Resistance to Outflow of Aqueous Humour in Normal Subjects. Brit. J. Ophthal. **40**, 225–233 (1966)

WOODHOUSE, D. F.: A Computer Evaluation on Tonography. Exp. Eye Res. **8**, 127–142 (1969)

22. Sachverzeichnis

W. Leydhecker

Grundriß der Augenheilkunde

Mit einem Repetitorium, einem Hinweisindex zum Gegenstandskatalog und einer Sammlung von Examensfragen für Studenten.
Begründet von F. Schieck, Fortgeführt von E. Engelking
19., überarbeitete Auflage von W. Leydhecker
291 z. T. farbige Abb. in 362 Einzeldarstellungen.
VI, 289 Seiten. 1976. DM 48,–; US $ 21,20
ISBN 3-540-07880-0

Das Buch gibt in klarer, einfacher Sprache und didaktisch geschicktem Aufbau einen abgerundeten Überblick über den Stoff, den der Student in Vorlesungen und Demonstrationen aufgenommen hat. Als Lernhilfe wurde das Basiswissen im Text farbig hervorgehoben. Zur Selbstkontrolle und zur Examensvorbereitung dienen die Prüfungsfragen, das erheblich erweiterte Quiz und ein Hinweisindex zum Gegenstandskatalog. In übersichtlicher Form werden die Untersuchungsmethoden sowie die praktisch wichtigen und häufigen Augenkrankheiten und ihre Behandlung geschildert. Zahlreiche Abbildungen, zum großen Teil in Farbe, vermitteln die Anschauung der Krankheitsbilder. Auch für den praktischen Arzt, für Fachärzte der Neurologie, Otologie, inneren Medizin und Kinderheilkunde gibt das Buch eine praxisnahe Orientierungshilfe über die Augenheilkunde.

W. Leydhecker

Glaukom

Ein Handbuch
2. völlig neu bearbeitete Auflage. 36 Abb. XXVI, 868 Seiten. 1973
Gebunden DM 296,–; US $ 130,30
ISBN 3-540-06346-3

Die zweite, völlig neu bearbeitete Auflage bringt eine Zusammenfassung der Weltliteratur ab 1930. Der objektiven und kritischen Besprechung der einzelnen Sachgebiete geht jeweils eine persönliche Stellungnahme des Autors voran. Diese Kombination von Lehrbuch, kritischer Literaturübersicht und möglichst vollständiger Literatursammlung ist unentbehrlich für Forscher, Kliniker und Gutachter.

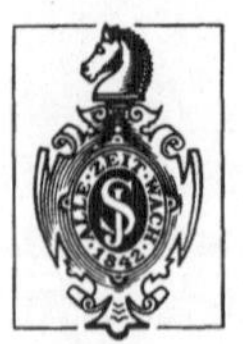

Preisänderungen vorbehalten

Springer-Verlag
Berlin Heidelberg New York

wert Skalen-teile	0,50	0,75	1,00	1,25	1,50	1,75	2,00	2,25	2,50	2,75	3,00	3,25	3,50	3,75	4,00	4,25	4,50	4,75	5,00
1,50	,04	,07	,09	,13	,16	,21	,26	,32	,38	,47	,55	,67	,79						
1,75	,04	,07	,09	,12	,15	,19	,24	,29	,34	,41	,48	,58	,67						
2,00	,04	,07	,09	,11	,14	,18	,22	,26	,31	,37	,43	,51	,58	,68	,78				
2,25	,04	,07	,09	,11	,14	,17	,20	,24	,29	,34	,39	,46	,52	,60	,68				
2,50	,04	,06	,08	,10	,13	,16	,19	,23	,27	,31	,36	,42	,47	,54	,60	,69	,77		
2,75	,04	,06	,08	,10	,13	,15	,18	,21	,25	,29	,33	,38	,43	,49	,54	,61	,68		
3,00	,03	,05	,07	,09	,12	,14	,17	,20	,23	,27	,31	,35	,40	,45	,50	,56	,62	,69	,76
3,25	,03	,05	,07	,09	,12	,14	,17	,19	,22	,26	,29	,33	,37	,42	,46	,52	,57	,63	,69
3,50	,03	,05	,07	,09	,11	,13	,16	,18	,21	,24	,28	,31	,35	,39	,43	,48	,53	,58	,63
3,75	,03	,05	,07	,09	,11	,13	,16	,18	,21	,24	,26	,29	,33	,37	,41	,45	,49	,54	,59
4,00	,03	,05	,06	,08	,10	,12	,15	,17	,20	,23	,25	,28	,32	,35	,39	,43	,46	,51	,55
4,25	,03	,05	,06	,08	,10	,12	,15	,17	,19	,22	,25	,27	,30	,33	,37	,41	,44	,48	,52
4,50	,03	,05	,06	,08	,10	,12	,14	,16	,18	,21	,24	,26	,29	,32	,35	,39	,42	,46	,50
4,75	,03	,05	,06	,08	,10	,12	,14	,16	,18	,20	,23	,25	,28	,31	,34	,37	,40	,44	,47
5,00	,03	,05	,06	,08	,10	,11	,13	,15	,17	,19	,22	,25	,27	,30	,33	,36	,39	,42	,45
5,25	,03	,05	,06	,08	,10	,11	,13	,15	,17	,19	,22	,25	,27	,29	,32	,35	,38	,41	,43
5,50	,03	,05	,06	,07	,09	,11	,13	,14	,16	,18	,21	,23	,26	,28	,31	,34	,37	,40	,42
5,75	,03	,05	,06	,07	,09	,11	,13	,14	,16	,18	,21	,23	,26	,28	,31	,34	,36	,39	,41
6,00	,03	,05	,06	,07	,09	,10	,12	,14	,16	,18	,20	,22	,25	,27	,30	,33	,35	,38	,40
6,25	,03	,05	,06	,07	,09	,10	,12	,14	,16	,18	,20	,22	,25	,27	,29	,32	,34	,37	,39
6,50	,03	,04	,05	,07	,09	,10	,12	,13	,15	,17	,19	,21	,24	,26	,28	,31	,33	,36	,38
6,75	,03	,04	,05	,07	,09	,10	,12	,13	,15	,17	,19	,21	,24	,26	,28	,31	,33	,36	,38
7,00	,03	,04	,05	,07	,08	,10	,12	,13	,15	,17	,19	,21	,23	,25	,27	,30	,32	,35	,37
7,50	,03	,04	,05	,07	,08	,10	,12	,13	,15	,17	,19	,21	,23	,25	,27	,29	,31	,34	,36
8,00	,03	,04	,05	,07	,08	,10	,11	,13	,15	,17	,18	,20	,22	,24	,26	,28	,30	,33	,35
8,50	,03	,04	,05	,07	,08	,10	,11	,13	,15	,17	,18	,20	,22	,24	,26	,28	,30		
9,00	,03	,04	,05	,07	,08	,10	,11	,13	,15	,17	,18	,20	,22	,23	,25				
9,50	,03	,04	,05	,07	,08	,10	,11	,13	,15	,17	,18	,20	,22						
10,00	,03	,04	,05	,07	,08	,10	,11	,13	,14	,16	,18								
11,00	,03	,04	,05	,07	,08	,10	,11	,13	,14										

Ungekürzte Werte für P_0 (Kalibrierung 1955)

Skalenteile	P_0 (Kalibrierung 1955) 5,5 g	7,5 g	Skalenteile	P_0 (Kalibrierung 1955) 5,5 g	7,5 g
1,50	31,61	45,76	7,00	12,23	18,52
1,75	30,29	43,94	7,25	11,72	17,77
2,00	28,97	42,12	7,50	11,20	17,01
2,25	27,77	40,46	7,75	10,72	16,31
2,50	26,56	38,80	8,00	10,24	15,61
2,75	25,45	37,28	8,25	9,80	14,96
3,00	24,34	35,76	8,50	9,36	14,31
3,25	23,36	34,37	8,75	8,95	13,71
3,50	22,38	32,97	9,00	8,54	13,10
3,75	21,47	31,68	9,25	8,17	12,54
4,00	20,55	30,39	9,50	7,79	11,97
4,25	19,71	29,20	9,75	7,45	11,46
4,50	18,86	28,01	10,00	7,10	10,94
4,75	18,08	26,91	10,25	6,78	10,46
5,00	17,30	25,81	10,50	6,46	9,98
5,25	16,59	24,80	10,75	6,17	9,54
5,50	15,88	23,78	11,00	5,87	9,09
5,75	15,23	22,84	11,25	5,61	8,69
6,00	14,57	21,89	11,50	5,34	8,28
6,25	13,96	20,97	11,75	5,10	7,90
6,50	13,35	20,05	12,00	4,85	7,51
6,75	12,79	19,29	12,25	4,62	7,17
			12,50	4,39	6,82
			12,75	4,18	6,50
			13,00	3,96	6,18

Tabelle 3. *Grenzwerte*

Teil der Kurve (min)	wahrscheinlich pathologisch		sicher pathologisch	
	C weniger als	P/C größer als	C weniger als	P/C größer als
0–4	0,13	114	0,09	160
3–7	0,08	142	0,06	213

Die Grenzwerte für die Tonographie nach GRANT und den Tonographietest nach LEYDHECKER beruhen auf eigenen Untersuchungen von Gesunden. [Docum. Ophthal. **25**, 100–112 (1968)]